Doctor G. Pasquet
Doctor A. Abanou
Doctor A. Majdalani



# CÓMO PREVENIR Y COMBATIR EL DOLOR DE ESPALDA

EDITORIAL MOLINO
BARCELONA

Título original: Prévenir et combattre
LE MAL DE DOS

Traducción: Diorki

Calabria, 166 - 08015 BARCELONA
ISBN: 84-272-5851-8 Dep. Legal B. 26842/1984
Impreso en España - Printed in Spain
LIMPERGRAF S.A. - Calle del Río, 17 - Nave 3
RIPOLLET (Barcelona)

# PRÓLOGO

*¿A quién no le ha dolido alguna vez la espalda?*

*La dorsalgia, para emplear el nombre correcto, constituye en los países occidentales una de las «enfermedades del siglo», junto con el infarto.*

*No es difícil encontrar el motivo si consideramos nuestra forma de vida actual: cada vez pasamos más tiempo sentados y hacemos menos ejercicio.*

*En la escuela, en el hogar, en la oficina o el taller, leyendo, conduciendo, permaneciendo mucho tiempo de pie; no nos damos cuenta de qué pruebas tan duras ha de soportar a veces la pobre columna vertebral, el «árbol de la vida» a la vez tan frágil y tan resistente. Los músculos y ligamentos que la sostienen a manera de tirantes de un mástil, acaban tarde o temprano por vengarse en nuestra espalda –podría decirse así– de los malos tratos que, por ignorancia, les infligimos.*

*Este libro está escrito precisamente con la finalidad de combatir esa ignorancia.*

*En él se explica el delicado sistema vertebral para que resulte más fácil comprender su vulnerabilidad; ello se aborda con la misma sencillez y claridad con que se tratan las diferentes formas de dorsalgia y la larga serie de enfermedades óseas de las que tan a menudo oímos hablar: escoliosis, lordosis, cifosis, artrosis, osteoporosis…*

*Pero no hay por qué inquietarse: la medicina actual dispone de un amplio arsenal terapéutico para combatir con eficacia las citadas enfermedades y de un material tecnológico cuyo progreso ha sido espectacular en los últimos años. Así ocurre que, gracias a la mielografía, la discografía, el scanner y la resonancia magnética nu-*

*clear, los exámenes radiológicos permiten una precisión que ayuda enormemente al cirujano en las operaciones más delicadas.*

*Para terminar, dos preguntas. Preguntas que, por una vez, dejamos que sean nuestros lectores y lectoras quienes contesten.*

*– ¿Cuántos dolores de espalda no se habrían presentado nunca de haber hecho un poco de gimnasia a diario?*

*– ¿Cuántos de esos dolores habrían desaparecido para no regresar nunca si se hubiera consultado a tiempo a un médico en lugar de dejar que se «instalara» una curvatura defectuosa de la columna?*

*Si existe un dolor evitable, es el de espalda. Pero a condición de seguir nuestros consejos y métodos y perseverar. Esta segunda condición es la más difícil de cumplir, pero no para quienes deseen de verdad asegurarse una espalda sana para el resto de sus vidas.*

# ANATOMÍA Y MALFORMACIONES DE LA ESPALDA

## *¿Qué es el dolor de espalda?*

Este término se aplica a los dolores que se localizan en las porciones dorsal, lumbar y sacra de la columna vertebral.

Recordemos brevemente que la espalda está sostenida por las doce vértebras dorsales y las cinco lumbares. Más arriba se encuentra el cuello, cuya estructura ósea está constituida por las siete vértebras cervicales. Más abajo está la pelvis, cuya parte central está constituida por un hueso formado por la fusión de varias vértebras: el sacro. Por último, bajo el sacro existe un hueso pequeño, el coxis, formado por la unión de cuatro o cinco vértebras enanas. Sacro y coxis constituyen el denominado segmento pélvico de la columna vertebral.

Los dolores pueden presentarse en cualquiera de las porciones citadas, presentando matices que el médico debe precisar a fin de establecer el diagnóstico correcto.

Éstas son las variables que el médico investigará en primer lugar:

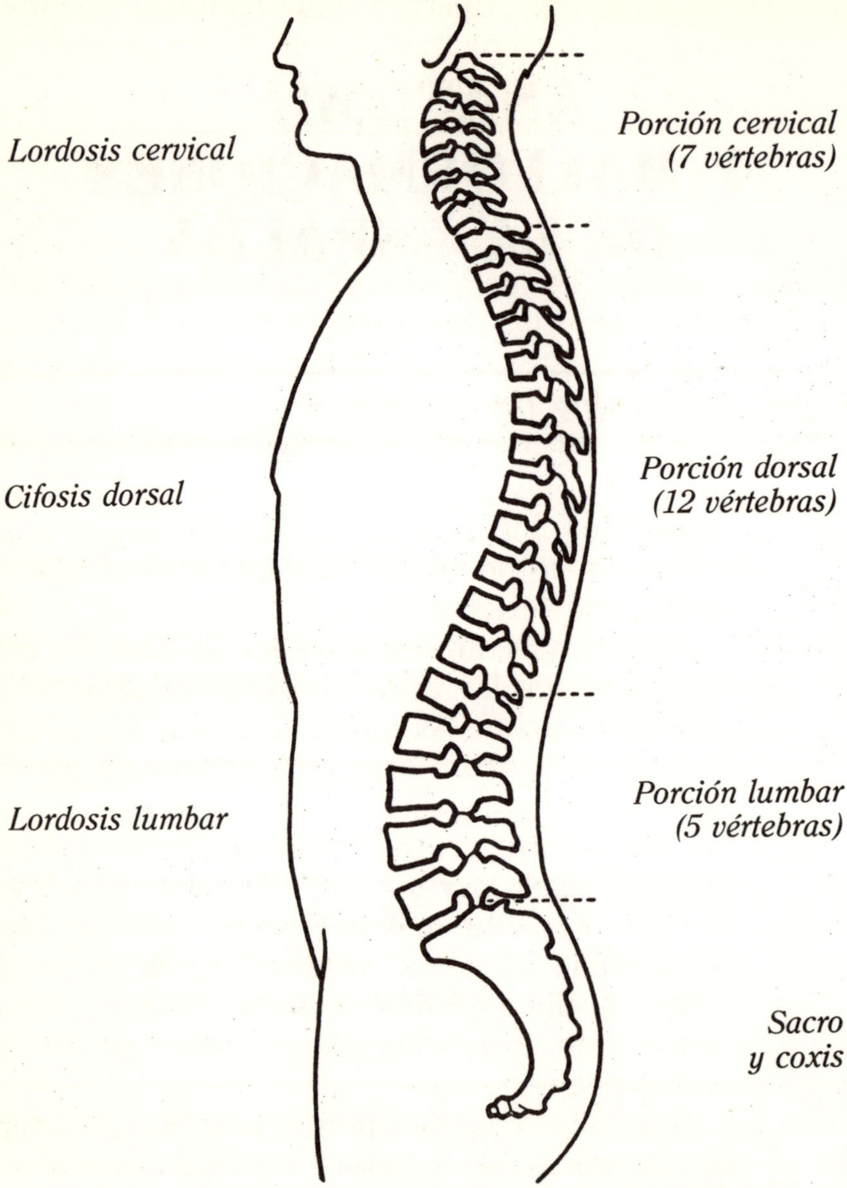


**LAS DIFERENTES PORCIONES Y CURVATURAS NORMALES DE LA COLUMNA VERTEBRAL**

– el lugar de localización del dolor: puede tratarse de una superficie muy concreta y limitada (algunas personas señalan un punto preciso) o de una zona más amplia;

– la hora en que aparece el dolor: por la mañana al despertarse, disminuyendo progresivamente a lo largo de la jornada; por la tarde, aumentando con el cansancio acumulado durante el día; o bien por la noche, despertando al paciente; o incluso de forma permanente;

– la intensidad del dolor: violento, soportable o una simple molestia;

– su naturaleza –quemazón, pinchazo, contractura, rigidez– y el tipo de medicamento que lo alivia;

– la presencia de irradiación a los muslos, en su parte anterior o posterior, y a las piernas o pies;

– las circunstancias en que ha hecho su aparición el dolor: después de un esfuerzo, al viajar en coche, al agacharse...;

– cómo se ha manifestado: súbita o progresivamente.

Analizando el conjunto de las respuestas del paciente llega a intuirse el origen del dolor.

Este período es importante para la determinación de las pruebas (radiografías, análisis de sangre, etc.) que permitirán el diagnóstico preciso.

## *¿Cuáles son las malformaciones congénitas de la columna vertebral?*

Son muy numerosas y diversas, oscilando desde los trastornos más benignos a los más graves.

Generalmente se trata de anomalías banales que no producen ningún dolor. Con harta frecuencia pasan desapercibidas en la mayoría de los casos. Se las descubre por casualidad en el curso de exploraciones radiológicas realizadas por otro motivo (radiografía de estómago o intestino, por ejemplo). Estas malformaciones menores son numerosas: soldadura, total o parcial, de dos vértebras entre sí; ausencia de un elemento vertebral (generalmente la parte posterior); diversas malformaciones del cuerpo vertebral; anomalía en el número de vértebras, que puede ser superior o inferior al normal.

De cualquier modo, tales malformaciones, benignas en sí mismas, pueden resultar muy dolorosas en algunos casos. Por ejemplo, cuando se localizan en la parte baja de la columna pueden provocar dolores debido a que el peso del tronco descansa en esta zona.

En otros casos, afortunadamente raros, las malformaciones vertebrales se asocian a otras anomalías congénitas de los órganos. Las más graves afectan al sistema nervioso, ya sea al cerebro o a la médula espinal contenida en el canal medular de la columna vertebral. Conviene recordar que la columna, además de su papel de sostén, cumple otra importante función: proteger la médula espinal.

## *¿En qué etapas del crecimiento conviene vigilar la espalda?*

Debe vigilarse durante todo el crecimiento, desde la más tierna infancia hasta la edad adulta.

¿No existen acaso otras partes del cuerpo a las que los padres prestan gran atención?

El entorno del niño (padres, monitores de educación física, profesores...) es el medio idóneo para corregir los defectos de postura –anomalías en el modo de colocar la cabeza, combamiento de la espalda, alabeo de su porción inferior– o los trastornos de la marcha que pongan de manifiesto una anomalía de la columna vertebral. En ocasiones la anomalía se descubre en el curso de un reconocimiento médico en el colegio.

La malformación aparente de la espalda no es sinónimo de malformación vertebral. Puede tratarse de simples trastornos «estáticos» producidos por numerosas causas, que se originan a veces en otras partes distintas del cuerpo: malformaciones de un pie, de una rodilla o una pierna, por ejemplo.

Sea cual fuere la causa, es importante reconocer tales anomalías precozmente, antes de que se vayan agravando a lo largo del crecimiento mientras se produce la maduración de los huesos del esqueleto.

A este respecto señalemos que la maduración ósea es más precoz en las niñas que en los niños. Por otro lado no existe una edad precisa en la que se pueda decir que el crecimiento ha finalizado o no, ya que esto varía mucho de un individuo a otro.

Sin embargo, cuando se trata de una mala posición vertebral en relación con una malformación ósea conocida, resulta evidente que hay que tratar la causa mediante el oportuno tratamiento médico o quirúrgico.

## *¿Debe ser rectilínea la columna vertebral?*

Sí, si se la mira de frente. No, si se la ve de perfil: en ese caso presenta diversas curvaturas perfectamente naturales. Existe una primera curvatura a nivel del cuello, de curvatura hacia delante: es la lordosis cervical. En la porción dorsal aparece una curvatura inversa o cifosis dorsal. En la porción lumbopélvica hay una lordosis lumbar. Su función es la de repartir proporcionalmente el peso corporal entre las diversas vértebras.

Las curvaturas descritas se denominan *fisiológicas,* de modo que se hace referencia a lordosis fisiológica cervical o lumbar y a cifosis fisiológica

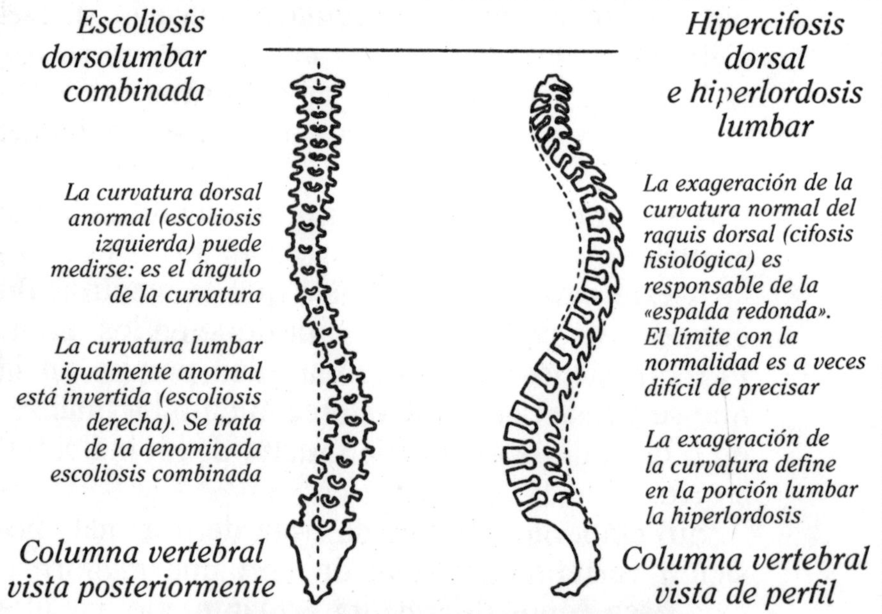


**PRINCIPALES DEFORMACIONES DE LA COLUMNA VERTEBRAL**

dorsal. En ocasiones pueden convertirse en curvaturas anormales.

La columna lumbar es el lugar de asiento más frecuente de tales anomalías. Por ejemplo, ¿es normal tener los «riñones hundidos»? Sí, siempre que no lo estén exageradamente. En caso contrario, es decir, si la curvatura es excesiva, nos hallamos ante una *hiperlordosis lumbar:* ello entraña una mala repartición del peso del cuerpo sobre las vértebras y puede provocar dolor. Aparece en diversas circunstancias, pero especialmente en los individuos de edad debido a la debilidad de su musculatura. Hemos visto que la sustentación normal de la columna se debe en gran medida a la tracción de los músculos que se insertan en las vértebras.

En consecuencia, hay que resaltar la importancia que tiene realizar los ejercicios físicos que el médico recomiende y que tendrán por efecto impedir la atrofia de los músculos dorsales.

También una cifosis puede, a veces, ser anormal:

– cuando se localiza en un segmento de la columna vertebral cuya curvatura es inversa (lordosis) en condiciones normales, es decir en las porciones cervical y lumbar. Esta deformación no se encuentra nunca en la columna lumbar, pero en algunos casos puede afectar a la porción cervical (traumatismo, deformación reumática...);

– cuando la curvatura en la porción dorsal es excesiva, la cifosis pasa de fisiológica a ser patológica. Se habla entonces de «espalda redonda»;

– por último, cuando se asocia a una escoliosis, constituyendo la cifoescoliosis.

En todos los casos citados también son aconsejables los ejercicios de reeducación, que se realizarán bajo la supervisión del fisioterapeuta.

## *¿Qué es la espalda redonda?*

La columna dorsal del sujeto normal presenta de perfil una curvatura o cifosis dorsal. Cuando esta curvatura está especialmente acentuada se habla de «espalda redonda» o hipercifosis. Pero es difícil establecer la diferencia entre ambas, sobre todo en las formas leves de espalda redonda.

En la mayoría de los casos la causa es el relajamiento de la musculatura, especialmente en los niños y adolescentes. Esta *actitud cifótica* es corriente y desaparece en cuanto el niño empieza a obedecer la orden de los padres: «¡Ponte derecho!».

Sin embargo si esta postura o actitud se hace permanente será necesario consultar a un médico, que buscará la causa de la espalda redonda mediante un examen clínico del niño, complementado con una radiografía de la columna vertebral. Si en el curso del estudio no se detecta ninguna malformación, se recomienda la vigilancia del niño para conseguir que mantenga una postura adecuada de la espalda, no sólo cuando esté de pie, sino también en otras situaciones que, a menudo, se descuidan: el trabajo escolar realizado en casa, sobre todo. ¿Es adecuada la altura de la silla para la estatura del niño? ¿Le obliga la luz a realizar contorsiones?

Conviene recordar que la columna vertebral no sólo se encarga de asegurar la posición erecta del cuerpo. Se la puede comparar con el mástil de una nave, que se desplomaría sin los obenques, es decir, en el caso de la columna el conjunto de músculos que se insertan en las vértebras, no le sostuvieran. En consecuencia se comprende el benéfico papel que pueden desempeñar los ejercicios físicos sobre la tonicidad de la citada musculatura y el sostén que aporta a la columna.

Pero, en ocasiones, la espalda redonda es consecuencia de una verdadera enfermedad de la columna. En el caso del adolescente suele tratarse de la *enfermedad de Scheuermann,* también llamada epificitis vertebral del crecimiento. Se caracteriza por una anormal fragilidad de la superficie de los cuerpos vertebrales. Dicha fragilidad puede descubrirse en las radiografías ya sea por una irregularidad de las láminas superior e inferior de las vértebras, ya por fracturas que producen deformidad de los cuerpos vertebrales, provocando a su vez la aparición de signos precoces de artrosis.

En el adulto, la espalda redonda puede ser consecuencia de fracturas de la columna vertebral debidas a traumatismos graves o a enfermedades como la espondiloartritis anquilosante, la osteoporosis del anciano o secuelas tuberculosas (mal de Pott).

## *¿Qué es la escoliosis?*

Cuando se mira a un sujeto normal mientras está de pie, vuelto de espaldas, descalzo, con las piernas estiradas y los pies juntos, se observa que su columna vertebral es rectilínea. Existen métodos para calibrar las posibles alteraciones de dicha línea recta. La escoliosis consiste en una deformidad en segmento de círculo más o menos pronunciada, que a menudo presenta curvaturas opuestas (una a la derecha, otra a la izquierda), es decir en forma de «S». Esta deformidad se acentúa cuando el sujeto se inclina hacia delante, y no desaparece al acostarse.

Las causas de tal anomalía vertebral son numerosas y discutibles. Esquemáticamente, podemos distinguir las escoliosis sin malformación ósea importante *(escoliosis primitivas)* y las escoliosis consecuencia de deformaciones óseas que afectan a las vértebras o a la pelvis *(escoliosis secundarias)*.

Cuando en un examen clínico consistente en observación y palpación se descubre la presencia de escoliosis, debe hacerse una radiografía para calibrar la importancia de la curvatura (medición del angulamiento de la escoliosis). El examen inicial es importante porque esta enfermedad en los jóvenes comporta un riesgo mayor: la agravación de las deformidades, que es una posible complicación debido a que el hueso todavía no se ha hecho «adulto». La madurez ósea se alcanza a edad variable, pero por lo general se produce antes en las chicas que en los chicos.

Por lo tanto debe controlarse regularmente la escoliosis a lo largo del crecimiento mediante exámenes clínicos y radiológicos periódicos, idénticos al primer examen, al objeto de descartar la existencia de un eventual empeoramiento.

En algunos casos graves será necesario recurrir a la cirugía.

## *¿Qué es la actitud escoliótica?*

Es una anomalía distinta de la escoliosis. La escoliosis es una enfermedad susceptible de evolucionar, de ahí su gravedad, mientras que la actitud escoliótica es una anomalía posible de corregir, pues es ajena a malformaciones vertebrales. Así, si bien la deformidad puede ser muy evidente en la observación superficial con el sujeto de pie, o en las radiografías, pero desaparece en posición de tumbado (las radiografías se realizan en ambas posiciones: de pie y tumbado). Tal corrección espontánea nunca se da en la escoliosis verdadera.

La actitud escoliótica puede deberse a un defecto de la musculatura dorsal o a la permanencia prolongada en posición sentada, pero con mayor frecuencia se debe a una causa mecánica, por ejemplo una diferencia de longitud de las piernas, situación que se trata en la pregunta de la página 17.

## *¿Qué se entiende por «omoplatos escotados»?*

Son los omoplatos anormalmente salientes. La distancia entre el borde interno de los mismos y la porción dorsal de la columna vertebral es bastante grande, y se amplía con los movimientos de la espalda o los de la articulación del omoplato.

En ningún caso se trata de una situación patológica. En las personas delgadas, los omoplatos a menudo presentan ese aspecto. La actitud curvada hacia delante de la parte dorsal de la columna vertebral o cifosis, puede ser también la causa y contribuir así a exagerar en las personas delgadas el aspecto descrito, que siempre es bilateral y simétrico.

Por el contrario, en el caso de una situación patológica, caso excepcional que entra en el cuadro de ciertas parálisis musculares, el escotamiento del omoplato es generalmente unilateral, en uno solo de los dos.

## *¿Pueden los pies planos provocar problemas en la espalda?*

Los pies planos, que constituyen una modificación de la forma del pie por aplanamiento de su porción interna y media, pueden ser origen de dolor de espalda.

En circunstancias normales, el pie, por su morfología interna constituida por los músculos y la piel, presenta un arco que se apoya en tres puntos: dos delanteros, a nivel de los dedos primero y quinto (dedo gordo y meñique) y uno trasero a nivel del talón. Esta concepción mecánica permite comparar los dos pies con resortes que se reparten equitativamente el peso del cuerpo que descansa sobre los dos miembros inferiores.

En el caso de los pies planos, la citada estructura está alterada, por lo que cumplen su papel de apoyo de forma inadecuada. El peso del cuerpo está mal repartido y acaba produciéndose sufrimiento de las estructuras de la columna vertebral, a las que se está exigiendo un trabajo excesivo.

## *Tener una pierna un poco más corta que la otra ¿puede provocar una deformación de la columna vertebral?*

Sí, una diferencia de longitud entre los fémures, tibias o peronés, es decir entre los distintos segmentos de los miembros inferiores, puede ser responsable de la deformación de la columna. Incluso es una anomalía frecuente.

El mecanismo es bastante simple.

La columna lumbar «reposa» sobre la porción superior de la pelvis, en la zona del sacro cuya orientación normal es horizontal. En consecuencia, si un miembro inferior es más largo que el otro, la pelvis (la cadera) se inclinará hacia ese lado, de modo que el sacro ya no estará horizontal sino oblicuo. Al objeto de mantener el tronco vertical, la columna vertebral tiene tendencia a compensar inclinándose hacia el lado más alto.

Si se observa a la persona de pie, vuelta de espaldas, se aprecia que la columna no está derecha sino que presenta una curvatura compensadora anormal (actitud escoliótica) que permite al tronco conservar un centro de gravedad compatible con el equilibrio. Esta anomalía no siempre es detectable a simple vista, pero sí en las radiografías.

En algunos casos, se puede corregir la deformación vertebral poniendo en el zapato del miembro más corto una calza que elimine la diferencia de longitud de ambos miembros.

Así el sacro vuelve a su posición horizontal y la actitud escoliótica desaparece.

# LAS ENFERMEDADES DE LA ESPALDA

## *¿Cuáles son las alteraciones de la columna más frecuentes en el adulto?*

Son las asociadas al envejecimiento de las vértebras y los discos intervertebrales. Tales discos, constituidos por sustancias elásticas (fibras y

*La degeneración del disco con afectación del anillo fibroso y del núcleo supone la disminución de grosor (pinzamiento discal). La vértebra reacciona condensándose y produciendo exceso de hueso («pico de loro»): es la artrosis vertebral.*

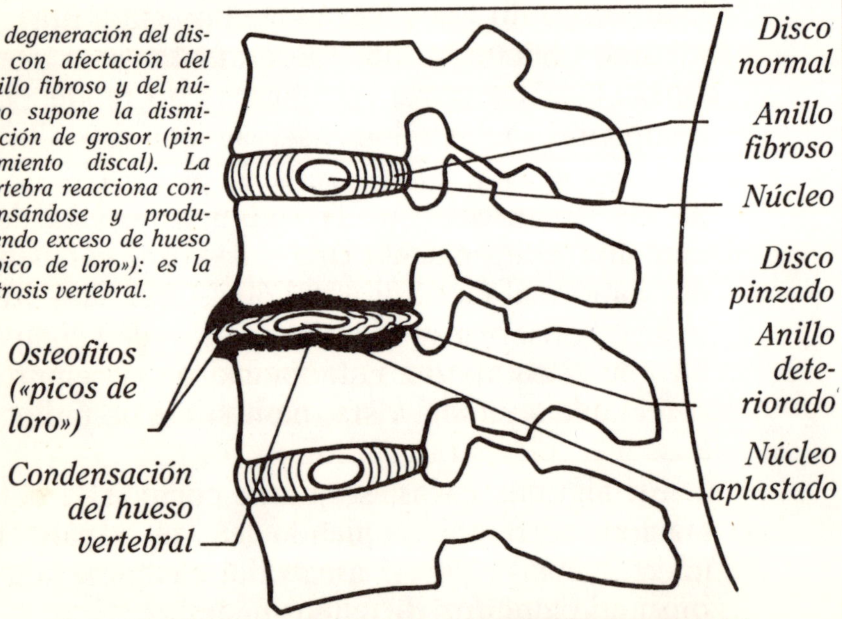


**PINZAMIENTO DEL DISCO INTERVERTEBRAL Y SIGNOS DE ARTROSIS**

gelatina), desempeñan, recordémoslo, el papel de amortiguadores situados entre los cuerpos vertebrales y de articuladores que permiten los diversos movimientos de la cabeza, el cuello y el tronco.

El envejecimiento de los discos intervertebrales es inevitable, pero cuando se les somete a esfuerzos excesivos, la degeneración puede verse acelerada y presentarse antes de lo normal.

El disco anormal ya no cumple su papel de amortiguador; la vértebra se verá obligada a soportar esfuerzos mecánicos para los que no está diseñada. Se producirá una reacción encaminada a aumentar su resistencia. Así, el hueso vertebral se condensa y deforma. Esta deformación tiene lugar por un exceso de producción de hueso: son los clásicos «picos de loro».

El conjunto de tales anomalías constituye la artrosis vertebral, que es la enfermedad más común de la columna.

## *¿Qué es la artrosis cervical?*

La artrosis es una enfermedad de las articulaciones debida a su envejecimiento. Por tanto se la puede considerar como la evolución casi normal de las articulaciones en una persona de edad.

Pueden verse afectadas todas las articulaciones en mayor o menor grado. La afectación de la columna tiene dos particularidades: la frecuencia de presentación y la posibilidad de que se produzca en sujetos jóvenes. Son muy raras las personas que no presentan ninguna afectación artrósica de la columna cervical en la edad media de la vida. Algunas incluso comienzan a presentar los primeros signos de afectación entre los veinte y los treinta años.

La artrosis se caracteriza primero por una disminución de la interlínea articular –el espacio que separa las dos caras de la articulación–, que se retrae, se «pinza».

Posteriormente las superficies articulares reaccionan produciendo un exceso de hueso, en un intento de impedir la afectación de la articulación. Así se forman excrecencias óseas, a veces voluminosas, denominadas osteofitos. Tales excrecencias pueden provocar, especialmente en la columna cervical, compresiones de las raíces nerviosas, lo que produce dolores muy intensos que afectan la nuca y uno o ambos brazos (neuralgia cervicobranquial).

La aparición de una artrosis cervical se ve favorecida por el mal estado previo de las articulaciones debido a un antiguo traumatismo, por ejemplo lesiones de los ligamentos o fracturas. Con menor frecuencia se debe a la afectación articular de origen infeccioso o reumático.

Por último, a veces está asociada a otras diversas localizaciones de síntomas similares que, especialmente en los jóvenes, deben hacer pensar en factores predisponentes, como la diabetes.

La afectación cervical puede llegar a ser paralizante, no sólo por los dolores que desencadena, sino también por la limitación, a menudo importante, de los movimientos de flexión, extensión y rotación de la cabeza. En este caso se trata de una «enfermedad mecánica» de las articulaciones.

## *¿Qué es una artritis?*

Este término, abusivamente empleado en lenguaje corriente para designar un dolor articular, merece ser precisado.

La artritis es una afectación de las envolturas de los huesos y superficies articulares, más que del hueso mismo, debida a una infección microbiana o una inflamación de tipo reumático.

El hueso de la articulación está cubierto por una capa de cartílago *(cartílago de revestimiento)* y la articulación limitada por una cápsula blanda (la *sinovial)* que produce el líquido articular. Este modelo general no se aplica a la articulación entre dos vértebras que, como ya hemos visto, se realiza a través de los discos intervertebrales.

Ya sea de naturaleza infecciosa o inflamatoria, la artritis ejerce una acción destructiva sobre los elementos que revisten el hueso articular, y posteriormente sobre el mismo hueso.

Algunas artritis son rápidamente destructoras, dejando tras la estabilización de la enfermedad, secuelas irreparables, especialmente deformidades articulares por bloqueo completo de la articulación.

Dichas secuelas servirán de asiento a la artrosis: habrá afectación de los cuerpos vertebrales.

El ejemplo más clásico de artritis infecciosa de la columna vertebral es el mal de Pott. Es una afectación de las vértebras por el bacilo de la tuberculosis (bacilo de Koch) responsable, antes de la era de los antibióticos, de destrucciones vertebrales asociadas, en la mayoría de casos, a deformaciones muy graves de la columna.

La artritis, enfermedad aguda de la articulación, es por tanto distinta de la artrosis, lesión comparable al desgaste o deterioro de la «mecánica articular».

La localización en la columna vertebral de artitis de origen microbiano, es actualmente poco frecuente. Afecta sobre todo a los enfermos que presentan un mal estado general y son resistentes a la curación, incluso con un tratamiento antibiótico bien llevado.

Las afecciones reumáticas de las articulaciones vertebrales son, por el contrario, frecuentes, e incluso constantes, en ciertas enfermedades como la espondiloartritis anquilosante o la poliartritis reumatoide.

## *¿Qué abarca el término «reumatismo»?*

Bajo este término se suele agrupar a todos los dolores que se asientan en o cerca de una articulación. Generalmente afectan a la articulación en sí, aunque igualmente puede tratarse de lesiones que afectan a los ligamentos, músculos o tendones. En consecuencia el término «reumatismo» incluye un gran número de posibles afecciones.

Esquemáticamente se pueden distinguir dos grandes tipos de reumatismo:

– el primer grupo lo constituyen los reumatismos degenerativos, es decir las lesiones articulares asociadas al envejecimiento normal. En este grupo la afección más importante es la artrosis;

– el segundo grupo está representado por los

reumatismos «verdaderos», es decir las afecciones inflamatorias de las articulaciones y sus anejos, así como de los músculos próximos.

Cuando la articulación está cercana a la piel, como es el caso, por ejemplo, de las articulaciones de los dedos, los fenómenos inflamatorios se hacen visibles: hinchazón de la articulación, enrojecimiento de la piel, elevación de la temperatura de la piel.

Estos signos no son evidentes cuando se trata de una articulación profunda, como las articulaciones intervertebrales. Entonces el signo principal es el denominado «inflamatorio», con un horario de presentación característico: más fuerte por la mañana que por la tarde, a menudo frecuente durante la noche.

Si sólo existe afección reumática en una articulación, la enfermedad resulta más difusa. Es el caso de las grandes enfermedades reumáticas, que son fundamentalmente la espondiloartritis anquilosante o la poliartritis reumatoide, denominada también poliartritis crónica evolutiva.

La naturaleza de estas enfermedades se evidencia mediante los exámenes radiológicos de las articulaciones afectadas –siendo las zonas más castigadas la columna vertebral, la espalda, las manos y los pies–, los análisis de sangre –investigación de elementos reumáticos muy peculiares en este tipo de enfermedades– y a veces mediante la toma de muestras del líquido sinovial (punción) o de los tejidos articulares (biopsia sinovial).

## *¿Qué es la osteoporosis?*

Es una enfermedad que torna frágiles los huesos: el hueso es normal, pero rarificado.

Puede tener diversos orígenes. La forma más frecuente se observa en la mujer de edad. La *osteoporosis senil* es difusa: afecta a todos los huesos del esqueleto, lo que explica la frecuencia de fracturas en las personas mayores, especialmente la fractura del cuello del fémur o de las muñecas. Tales fracturas son consecuencia de la fragilidad de los huesos debida a este fenómeno natural.

La columna vertebral también resulta afectada constantemente por esta enfermedad, pero las fracturas, aunque frecuentes, pasan a veces inadvertidas. En efecto, suele tratarse de fracturas lentas y múltiples: las vértebras se van desmoronando progresivamente bajo el peso del cuerpo, que ya no pueden soportar a causa de su fragilidad.

Estas fracturas producen dolores y, en algunos casos, cuando son numerosas, producen deformidades a veces importantes de la columna vertebral, así como una disminución de la estatura del enfermo.

En algunos casos, afortunadamente poco frecuentes, se observan fracturas muy importantes. El canal medular, en el centro de las vértebras para permitir el paso de la médula espinal, puede verse deformado. Así la médula y las raíces nerviosas que de ella parten se irritan por la compresión del hueso, del que normalmente están separadas. Los dolores neurálgicos resultantes, muy intensos, se diferencian de los dolores óseos por su extensión al territorio de la raíz nerviosa comprimida: de modo que, según el lugar de asiento del dolor, se puede sospechar, o incluso asegurar, el nivel de la lesión raquídea.

## *¿Existen otras causas de fragilidad ósea además de la osteoporosis?*

Citaremos la *osteomalacia,* que es una enfermedad del hueso. Podemos comparar el hueso con un tubo relleno de médula y constituido en gran parte por calcio. La osteomalacia se caracteriza por una falta de calcio a nivel del hueso. En eso difiere de la osteoporosis, en la que la cantidad de calcio es normal.

La osteomalacia puede ser el origen de dolores óseos más o menos difusos, especialmente a nivel de la pelvis, asociados a una marcha característica parecida a la del pato. A estos dolores se añade frecuentemente una fatigabilidad muscular predominante en los muslos y nalgas y responsable de las dificultades para levantarse, sentarse en la cama o subir escaleras.

La falta de calcio, que reblancede los huesos, no sólo es responsable de la deformación ósea a nivel de la pelvis y los muslos, sino también de fracturas, cuya explicación reside en la gran fragilidad del hueso.

El calcio es una sustancia indispensable para la vida. Lo ingerimos con la dieta normal en cantidades variables, dependiendo de su variedad. El organismo almacena la cantidad necesaria para el desarrollo normal del hueso y elimina el exceso por la orina. Así se comprende la causa de la osteomalacia.

En la actualidad, una alimentación pobre en calcio sólo se observa en los países subdesarrollados. En nuestros climas, la osteomalacia se debe a enfermedades del aparato digestivo, mal funcionamiento intestinal –origen de la malabsorción– y a ciertas enfermedades renales.

Los análisis de sangre y las radiografías permiten poner en relación a la enfermedad con una de esas causas y adoptar en consecuencia la terapéutica que convenga.

## *¿Se aplanan las vértebras con la edad?*

Normalmente las vértebras no se aplastan. La disminución de la estatura frecuentemente observada en las personas de edad se debe a un aumento de las curvaturas normales de la columna (espalda redonda…) y a una disminución del grosor de los discos intervertebrales. En efecto, con la edad, los discos intervertebrales, que cumplen el doble papel de amortiguadores y de pivote, experimentan una degeneración equivalente a una disminución de volumen.

A pesar de todo, sí puede producirse un aplastamiento vertebral en el anciano debido a una excesiva desmineralización de los huesos de las vértebras: osteoporosis. Estos aplastamientos, verdaderas fracturas, suelen ser múltiples y afectan especialmente a las porciones dorsal y lumbar de la columna vertebral. Producen importantes deformaciones de la vértebra –que adopta un aspecto de «cuña»; se la denomina «cuneiforme»–, lo que entraña importantes anomalías de la forma del hueso por modificación de las curvaturas naturales.

Estas anomalías afectan más a las mujeres que a los hombres. Pueden provocar además dolores sordos, constantes e insufribles.

# TRAUMATISMOS Y DOLORES DE ESPALDA

## *¿Cuáles son las regiones más frágiles de la columna vertebral?*

Recordemos primero que la columna vertebral está constituida por el apilamiento de vértebras, cuya forma varía del cuello a las caderas: las vértebras cervicales son mucho más delgadas que las lumbares, el tamaño aumenta progresivamente de arriba abajo en razón del peso del cuerpo, mayor en la porción inferior.

En el proceso de envejecimiento, el disco es la parte de la columna que primero se afecta: se habla de degeneración discal. Cuando el trabajo mecánico a que se somete a los discos es excesivo –algunos oficios que exigen el empleo de la fuerza, golpes en la columna vertebral: salto en paracaídas, por ejemplo...– su envejecimiento se acelera y aparece precozmente: el disco se aplasta o aplana *(pinzamiento discal)* y ya no cumple su doble papel de articulador y amortiguador, lo que entraña anomalías en las vértebras situadas a uno y otro lado del disco alterado.

Si consideramos la columna vertebral en su conjunto, resulta que las zonas más frágiles son las correspondientes a las uniones de las diferentes porciones de la columna, denominadas charnelas (charnela cervicodorsal, dorsolumbar y lumbosacra) y las situadas en el centro de las curvaturas normales de la columna (lordosis cervical y lumbar, cifosis dorsal).

Éstas son, en efecto, las zonas más frecuentes de asiento de fracturas debidas a traumatismos, especialmente los producidos en accidentes de circulación.

## *¿Puede «pillarse» un nervio?*

Sí; es lo que en términos médicos se designa como compresión nerviosa. En el centro de cada vértebra se encuentra un canal más o menos triangular, destinado a permitir el paso de la médula espinal. De la médula nacen las raíces nerviosas que aseguran la *movilidad,* es decir la acción sobre los diversos músculos, y la *sensibilidad,* es decir la que traduce las sensaciones dolorosas, táctiles, etc. Estas raíces salen de la médula y del conducto raquídeo a través de los orificios laterales existentes entre las vértebras. Puede ocurrir que estos nervios se compriman en el interior del canal o en los orificios laterales de salida, lo que provoca entonces violentos dolores.

La compresión nerviosa se presenta en dos formas: puede ser brusca o progresiva.

La compresión brusca es debida a la hernia discal, de la que se habla en detalle en la pág. 37.

La compresión progresiva es consecuencia de la artrosis vertebral que conduce, como ya hemos visto, a la formación de osteofitos, entre los cuales los más comunes son los clásicos «picos de loro». El exceso de producción ósea puede llegar a comprimir progresivamente las raíces nerviosas internas, especialmente en los orificios laterales destinados a su paso.

En casos mucho menos frecuentes, la compresión progresiva puede deberse al desarrollo de un tumor.

## *¿Puede astillarse o desplazarse una vértebra?*

Es absolutamente posible debido a un golpe violento. Si se produce fractura, ésta puede afectar a cualquier parte de la vértebra en formas diversas: fisura simple, aplastamiento vertebral o dispersión en varios fragmentos.

Para comprender mejor este proceso veamos cómo está constituida una vértebra. Su forma depende del nivel a que esté situada en la espalda: cervical, dorsal, lumbar, sacra. Pero, aunque la forma varíe, existen siempre dos partes bien diferenciadas: una anterior o *cuerpo vertebral* y una lateral y posterior o *arco posterior* (ver esquema). Señalemos también la existencia de protuberancias óseas laterales y posteriores, las apófisis. Entre los cuerpos y la parte posterior se encuentra un orificio de paso, el *canal raquídeo,* que contiene la médula espinal y los nervios: estos dos elementos van a condicionar la gravedad de la fractura.

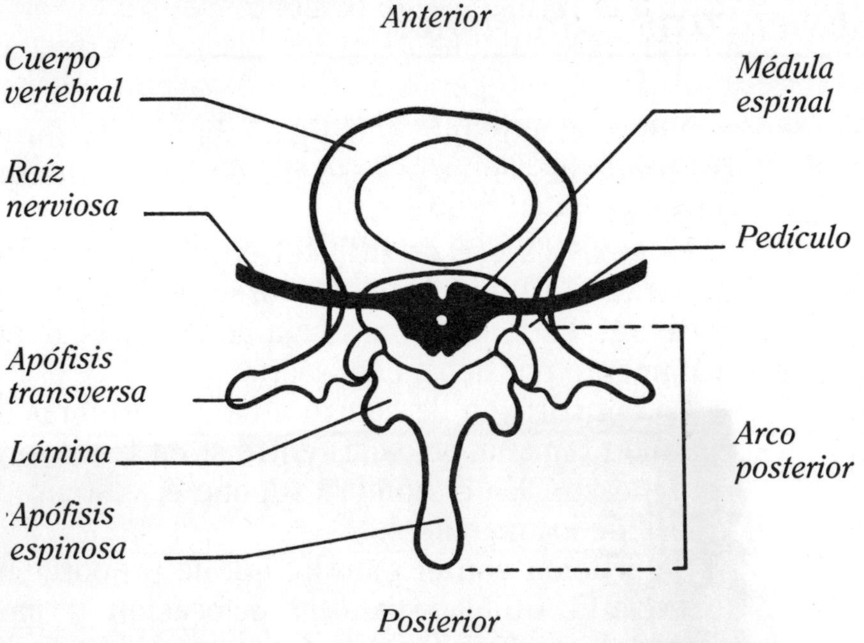


**LA MÉDULA ESPINAL EN EL CONDUCTO RAQUÍDEO VISTA SUPERIOR**

En el caso de brecha o fisura, no se produce desplazamiento óseo: el riesgo de lesión medular y nerviosa es mínimo; se habla entonces de una fractura *estable.* En caso de dispersión de fragmentos, por el contrario, el conducto raquídeo pierde su forma original y los elementos óseos desplazados comprimen la médula y los nervios. Situaciones aun más graves aparecen en el caso de seccionamiento de la médula. Esta última eventualidad constituye una urgencia extrema.

Por último, el desplazamiento de una vértebra o de un fragmento vertebral constituye una amenaza para la médula espinal: la más grave es la parálisis.

## *¿Es el coxis vulnerable?*

No. A menos que se caiga sobre él de forma contundente, en cuyo caso puede haber fractura o fisura.

El coxis carece de utilidad en el hombre. Representa el último segmento óseo de la columna vertebral. Es la parte más baja de la pelvis, inmediatamente por debajo del sacro.

Lo constituyen de cuatro a cinco vértebras de pequeño tamaño, soldadas entre sí en la mayoría de los casos. En el hombre supone el vestigio de la cola de los mamíferos.

Se articula con el sacrolo, que le proporciona una cierta utilidad para la defecación y para adoptar la postura acostada.

## *¿Es frecuente la distensión en las vértebras?*

Dada la limitada movilidad de la columna vertebral, la distensión es menos frecuente que en el caso de las articulaciones más móviles, como el tobillo o la muñeca.

El mantenimiento de la columna vertebral en su posición erecta se realiza, además de por el apilamiento de las vértebras, gracias a poderosos ligamentos y músculos. Estos últimos se insertan directamente sobre las vértebras o sus prolongaciones, o bien sobre la porción inferior del cráneo, en la pelvis o en la caja torácica.

Estos músculos y ligamentos no sólo sostienen la columna vertebral, sino que participan en los movimientos.

El término *distensión* significa el aflojamiento de un músculo o ligamento, lo que se traduce en un dolor muscular asociado a una actitud de bloqueo: es de alguna forma el equivalente, en la columna vertebral, de una torcedura de tobillo. Sobreviene a consecuencia de un movimiento violento, lo que se denomina movimiento en falso, o un traumatismo. Los dolores que produce suelen ceder en unos cuantos días gracias al tratamiento adecuado, del que hablaremos más adelante.

## *¿A qué se llama «golpe de conejo»?*

Consiste en el traumatismo del cuello consecutivo, en la mayoría de los casos, a un accidente de circulación con choque frontal. Debido al considerable peso de la cabeza, unos 5 kg, ésta se proyecta hacia delante, y después, debido a la elasticidad de la columna cervical, de sus músculos y ligamentos, retrocede violentamente. Este doble movimiento puede producir importantes alteraciones de los músculos, ligamentos y vértebras, así como lesiones irreversibles de la médula espinal.

¿De dónde procede esta expresión? De la relativa analogía entre este tipo de traumatismo y el golpe violento que se asesta a los conejos en la nuca para matarlos.

Las lesiones ligamentosas son frecuentes y a menudo graves en razón de los persistentes dolores que pueden producir.

Se trata de auténticos esguinces de la columna vertebral. Pueden provocar dolores en la nuca y también en la parte posterior del cráneo, a veces mucho tiempo después del accidente.

## *¿Puede desgarrarse un ligamento?*

Sí, cuando el estiramiento es demasiado importante como para que el ligamento recupere su tamaño original.

La columna vertebral está constituida por el apilamiento de veinticuatro vértebras desde la base del cráneo hasta la pelvis. Como debe asegurar el mantenimiento de la cabeza y del tronco necesita a la vez de una gran solidez y elasticidad que permita los movimientos.

Las vértebras están unidas entre sí por un complejo conjunto de elementos, constituido por los discos intervertebrales, los músculos vertebrales y un importante sistema de ligamentos que sujetan las vértebras por delante y por detrás.

Estos poderosos ligamentos tienen una estructura extensible que permite los movimientos de flexión, extensión, inflexión lateral y rotación de la columna vertebral. Pero como todo sistema elástico, posee un límite de elasticidad más allá del cual el ligamento no puede recuperar su tamaño normal: se ha producido una deformación irreversible.

Cuando el movimiento de estiramiento es extremo, puede producirse un verdadero desgarro del ligamento, equivalente al clásico esguince del tobillo, por ejemplo.

## *¿Puede provocar dolores la atrofia de los músculos de la espalda?*

Ya hemos visto que los músculos y ligamentos que tienen una estrecha relación con las vertebras son indispensables para el mantenimiento de la columna en su adecuada posición y que existe, en estado normal, una lordosis cervical, una lordosis lumbar y una cifosis dorsal, como lo indica el esquema de la página 6. El mantenimiento en esas posiciones, que atañe a la *estática*, se acompaña de un segundo papel no menos imporante, el de la realización de movimientos, lo que constituye la *dinámica*.

La atrofia se define como una disminución del volumen y del peso. En ocasiones resulta evidente, pero en otras es difícil de detectar, siendo necesario el examen por un especialista.

Se comprende fácilmente que los músculos atrofiados no puedan cumplir satisfactoriamente su papel y que, en consecuencia, el mantenimiento de la columna vertebral en posición correcta se ve amenazado. Pueden aparecer deformidades vertebrales: escoliosis y cifoescoliosis, por ejemplo, que originan desplazamiento de las articulaciones y de los discos acompañado de dolor. En el curso evolutivo del proceso se asiste a un envejecimiento precoz de la columna vertebral.

Las causas de atrofia son múltiples.

Pueden ser congénitas o adquiridas. Entre las últimas las más importantes son las *traumáticas,* consecuencia de choques violentos; las *degenerativas,* que se deben a enfermedades neurológicas y las *infecciosas,* como es el caso de la poliomielitis.

## *¿Qué es el lumbago?*

Los dolores de espalda constituyen un frecuente motivo de consulta. Cerca de tres cuartos de la población los ha sufrido, los sufre o los sufrirá en alguna ocasión. Con la edad, la frecuencia de aparición de tales dolores aumenta. Es decir, que constituyen una parte importante de los problemas de salud.

Sus causas son múltiples. Pueden ser viscerales (afecciones renales, digestivas, ginecológicas), raquídeas (alteraciones de la columna vertebral) y neuróticas (trastornos psicológicos).

El lumbago es una forma particular de tales dolores, cuya causa es de origen raquídeo. Se debe al sufrimiento del disco intervertebral que pone en comunicación las dos vertebras.

La evolución es en la mayoría de los casos favorable; el dolor y la contractura ceden en el plazo de tres o cuatro días. Pero, en ocasiones, el dolor se torna crónico y se propaga a los miembros inferiores: se trata entonces de una lumbociática.

Este dolor, localizado en la parte baja de la espalda, se hace manifiesto generalmente después de un esfuerzo con el cuerpo en flexión (ver el esquema de la pág. 91). Después de tal movimiento sobreviene un dolor intenso, acompañado a veces de una sensación de crujido. Hay que señalar que el dolor no se propaga a las nalgas o las piernas.

El paciente queda bloqueado en flexión lateral, debido a la contracción de los músculos de la espalda (actitud antiálgica).

## *¿Qué es una hernia discal?*

La hernia discal, importante factor en el dolor y el sufrimiento de la columna, se presenta con especial frecuencia, y por orden decreciente, a nivel lumbar y cervical, raramente a nivel dorsal. ¿Cómo se produce?

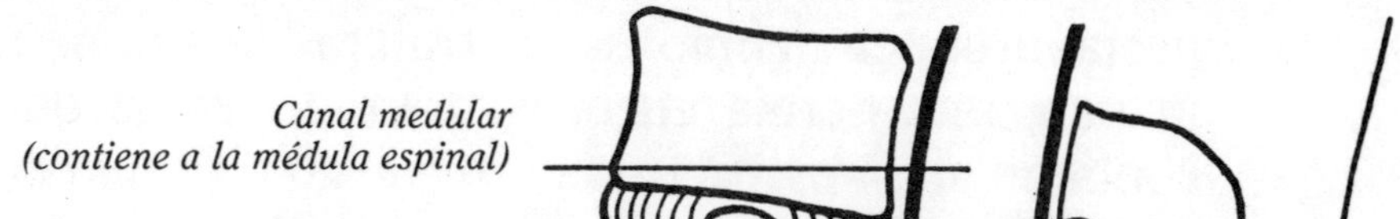


**MECANISMO DE LA HERNIA DISCAL**
**CORTE DE PERFIL A TRAVÉS**
**DEL CENTRO DE LOS CUERPOS VERTEBRALES**

El disco intervertebral tiene dos porciones: una central, relativamente blanda y rica en agua, y una parte periférica más dura que envuelve a la primera.

Este elemento de unión constituye un auténtico amortiguador y protector intervertebral. Se sitúa delante de la médula espinal, separado de ésta por un espacio por el que circula un líquido, el líquido cefalorraquídeo. En condiciones normales, no existe contacto entre el disco y las estructuras nerviosas constituidas por la médula y los nervios.

Imaginemos ahora que a consecuencia de un traumatismo o de levantar un peso el disco «sufre». Los dos elementos constitutivos de aquél pierden sus características normales. La parte central o *núcleo* se desplaza hacia atrás hasta producir, como si se tratara de un neumático, una hernia en el interior del canal que contiene las estructuras nerviosas. Con ello se establece un contacto entre el disco y esas estructuras que no existía hasta el momento. Puede ir desde un simple roce hasta la franca compresión.

Los dolores consecutivos a la hernia discal dependen naturalmente del grado de presión. Puede tratarse de un dolor agudo, como el lumbago, la ciática, o de dolores más sordos, incluso de carácter crónico: algunas lumbalgias crónicas tienen su origen en una hernia discal.

El diagnóstico se sospecha debido a las características del dolor que el enfermo manifiesta. En la actualidad, gracias a los modernos métodos radiológicos, puede evidenciarse la existencia de una hernia del disco intervertebral.

## *¿Está producida la ciática por el nervio del mismo nombre?*

Sí, es la afectación de dicho nervio lo que produce los dolores de la ciática.

El ciático, constituido por la unión de pequeños nervios o raíces en la terminación del conducto raquídeo, es un nervio grueso de trayecto relativamente largo. Simplificando, puede decirse que, junto con el nervio crural, es responsable de la sensibilidad y movimiento de la pierna.

Los dolores de la ciática suelen seguir un trayecto típico. O bien el dolor se localiza en la nalga, cara posterior del muslo y la pierna, cara exterior del dorso del pie, planta del pie y dedo pequeño del pie; o bien, partiendo de la nalga, se propaga a lo largo de la cara lateral del muslo,

*El dolor de la ciática se localiza posteriormente: en la nalga, muslo y pantorrilla. Observando el trayecto del dolor pueden distinguirse las dos grandes formas de ciática: L5 y S1 (1 y 2)*

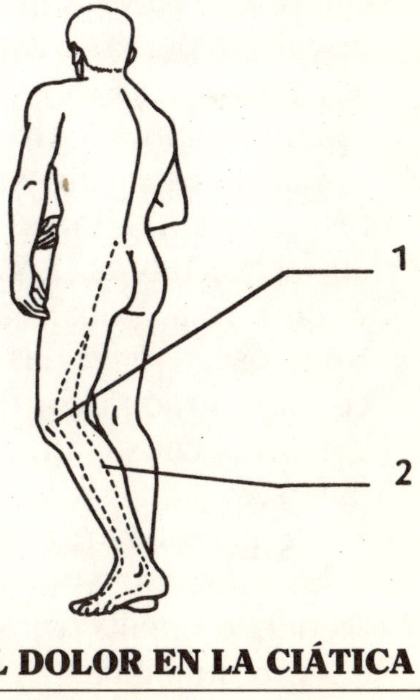


**TRAYECTO DEL DOLOR EN LA CIÁTICA**

cara anteroexterna de la pierna y llega al dedo gordo del pie. Conviene señalar que, sin embargo, el trayecto del dolor no siempre es tan definido. Por otro lado, el dolor puede aparecer de día o de noche, ser permanente o, por el contrario, intermitente: todas estas características son muy importantes para la determinación del diagnóstico y el tratamiento.

Las causas de la ciática son numerosas. La más frecuente es la hernia discal. Se debe a la alteración de la función amortiguadora del disco intervertebral. Cuando dicho disco está enfermo, es demasiado viejo –se habla entonces de *degeneración discal*– o a consecuencia de un choque violento, puede producirse el desplazamiento hacia atrás de una parte del disco (núcleo). La hernia va a comprimir, ya la médula espinal ya una raíz nerviosa. Puesto que el nervio ciático está formado por la reunión de varias raíces que nacen a diferentes alturas de la médula, una hernia discal puede, en cada uno de los diferentes niveles, provocar dolores ciáticos cuyo trayecto variará en función del nivel de la hernia.

Las otras posibles causas son menos frecuentes. Pueden citarse entre ellas las infecciones de las vértebras, los tumores, el envejecimiento y, de forma global, la modificación de la estructura ósea, referidas estas tres situaciones al conducto raquídeo. Pero a veces hay que investigar otras causas que pueden tener orígenes muy diversos.

La persona que se resiente de tales dolores debe consultar al médico. Este valorará la conveniencia de realizar las necesarias pruebas biológicas o radiológicas.

## *¿Cómo pueden evolucionar los lumbagos y las ciáticas?*

El lumbago es en principio un dolor agudo, localizado en la porción inferior de la espalda, que se manifiesta en el curso de un esfuerzo y cuya causa es el sufrimento o lesión de la unión entre dos vértebras, el disco intervertebral. Este dolor, acompañado de una contractura de los músculos de la espalda, suele desaparecer en el plazo de algunos días.

En caso contrario, puede pasar de su inicial carácter agudo a la cronificación, sin propagarse no obstante a las nalgas y piernas. Existe además otra posible evolución: los dolores se propagan a las nalgas y miembros inferiores, constituyéndose así la *lumbociática.* En este último caso existe afectación del nervio ciático, pues el disco comprime, en grado variable, los pequeños nervios y raíces constitutivos del nervio.

La evolución depende de varios factores: el grado de sufrimiento de la estructura anatómica, es decir del disco; el tratamiento y el reposo adecuados. La evolución suele ser hacia la curación, pero no hay que excluir una recaída, aunque con matices diferenciales en las características del dolor.

En algunos casos extremos, la repetición de los dolores puede ser tal que lleguen a hacerse intolerables (se habla entonces de *dolores hiperálgicos*) e invalidantes (*paralizantes*). A veces es necesario recurrir a la cirugía.

## *¿A qué se debe un dolor localizado en la parte anterior del muslo?*

Un dolor en tal parte se debe a la afectación del nervio crural.

Dicho nervio está formado por la reunión de nervios muy pequeños procedentes de la médula espinal a nivel de la región lumbar. Recorre en toda su longitud dicha porción de la columna vertebral, llega a la pelvis, desciende a lo largo de la parte interna del muslo, de la pierna y termina a nivel de la cara interna del tobillo.

La afectación del nervio crural puede perturbar su función motora o su función sensitiva. Sus manifestaciones dolorosas constituyen la denominada *cruralgia.* Se define por un dolor lumbar alto, brusco al principio, en la porción externa del muslo, rodilla y cara interna de la pierna y tobillo.

El dolor puede abarcar a todas las regiones citadas o limitarse a una sola, lo que no pone de manifiesto necesariamente la afectación del nervio crural.

Las causas de la cruralgia son múltiples y pueden ser semejantes a las de la ciática. Puede deberse a una artrosis, una hernia discal, un traumatismo, una infección o un tumor.

Como el nervio crural es responsable de la sensibilidad y movimiento de los músculos situados en las regiones descritas, su afectación puede traducirse a veces por una parálisis o una disminución o alteración de la sensibilidad.

## ¿Qué es la «ciática del brazo»?

Este término resulta evidentemente impropio. Es sabido que el nervio ciático se encarga sólo de la sensibilidad y movimiento de los miembros inferiores.

En los miembros superiores se encuentran varios nervios que se reúnen en una red única y compleja, el *plexo braquial*. Desde él parten ramificaciones que cumplen las mismas funciones que el nervio ciático en la pierna: cada ramificación se encarga de la inervación de una parte del brazo.

Según el nervio afectado, el dolor se localizará en una u otra parte del brazo. El dolor suele ir precedido de manifestaciones menores, tales como entumecimiento, pinchazos y hormigueo de los dedos.

La causa más frecuente es la artrosis que, debido a las pequeñas excrecencias óseas, irrita las raíces nerviosas. En segundo lugar está la hernia discal: el disco, formado por dos porciones –una central, relativamente blanda, y una periférica, más firme–, sufre una modificación de su consistencia y entra en contacto con los elementos nerviosos, produciendo desde un simple contacto hasta franca compresión.

Los exámenes radiológicos más o menos sofisticados contribuyen en gran medida a la demostración de la «ciática del brazo» y permiten orientar el tratamiento.

## *¿A qué se deben los dolores entre los omoplatos?*

Cuando son aislados, tales dolores no revisten ninguna gravedad.

Es necesario distinguir dos situaciones. En una, los dolores son el único signo de la enfermedad: se les llama aislados. En otra, se acompañan de otros signos, a veces graves, como afectación de los nervios motores o sensitivos, de la que hablaremos más adelante.

Cuando son aislados, suelen aparecer debido a intensa actividad muscular. La fatiga puede, en efecto, repercutir sobre todas las porciones de la columna vertebral, desde la región cervical a la lumbosacra.

Los dolores pueden presentarse también durante el crecimiento, al margen de cualquier anomalía.

Por otro lado, existe una enfermedad que afecta a las vértebras, en especial las dorsales. Se presenta en los individuos jóvenes, durante el crecimiento óseo: dicha enfermedad o epifisitis de crecimiento, se denomina *enfermedad de Scheuermann*, nombre del médico que la describió en primer lugar. Se trata de una fragilidad anormal de las caras superiores e inferiores de las vértebras, que presentan una tendencia al desgaste, la deformación e incluso la fractura.

La gravedad es muy variable, ya que asociadas al dolor entre los omoplatos, se presentan anomalías neurológicas (parálisis, anestesia...). La causa debe buscarse o a nivel de la envoltura ósea, ya que las vértebras sirven de protección a la médula espinal; o de los nervios que se originan en ella. Los exámenes complementarios, especialmente las radiografías, son a menudo necesarios.

Señalemos por último que determinados dolores entre los omoplatos pueden tener su origen en enfermedades de los órganos abdominales como el estómago, el páncreas o en afecciones pulmonares.

## *¿Qué significa «dolor de riñones»?*

Esta expresión se utiliza generalmente para designar un dolor localizado en la porción media de la espalda. Algunas personas temen que tal dolor sea indicativo de una enfermedad renal o ginecológica. ¿Qué supone exactamente?

Las enfermedades renales, incluso si producen dolor de espalda en su porción media, se acompañan de otros trastornos. A menudo existe dolor abdominal que se propaga hacia abajo y hacia los genitales externos. Además existe un aumento de la frecuencia de micción a lo largo del día o por la noche, mientras que se aprecia una disminución o un aumento de la cantidad de orina. Existen también escozor al orinar y modificación del color de la orina (oscura, roja). Puede existir fatiga y adelgazamiento. Hay que subrayar que la expresión «dolor de riñones» no tiene ninguna relación con las enfermedades renales.

Las enfermedades ginecológicas, que suelen

manifestarse por trastornos de la menstruación, tales como alargamiento o acortamiento del ciclo y pérdidas, tampoco tienen la menor relación con el «dolor de riñones». Sin embargo hay que hacer notar la aparición o agravamiento de dolores en la parte media de la espalda durante los días precedentes a la regla. Pero ello se debe a modificaciones hormonales y no a una verdadera enfermedad ginecológica.

En conclusión, el «dolor de riñones» se refiere únicamente a las afecciones de la columna vertebral, de las que se trata en detalle en la presente obra.

## *¿A qué se deben los dolores y la rigidez de cuello y nuca?*

Esta región anatómica está constituida por una envoltura cutánea y una importante red muscular, fija o relacionada con la columna vertebral, cuya estabilidad y movilidad asegura. En el interior de la columna vertebral existe un canal, el canal medular, que contiene los elementos nobles del sistema nervioso: arriba, el bulbo; más abajo, la médula espinal.

Los dolores y la rigidez de esta región pueden corresponder a la afectación de todos los elementos citados. Es evidente que la gravedad será muy variable según se trate de una simple afección muscular, debida por ejemplo a una mala postura durante el sueño, o a una afectación de la médula espinal, como en determinados tumores o a consecuencia de accidentes graves que hayan supuesto un traumatismo de la médula o de un nervio.

Muy esquemáticamente, pueden distinguirse los dolores banales (la enfermedad no se manifiesta más que por dolores *aislados*) o dolores más graves, que revelan la afectación de los órganos de esta región. Muy frecuentemente además de los dolores, totalmente subjetivos, existen una serie de signos que el médico debe investigar: alteraciones de los reflejos, trastornos de la sensibilidad, disminución de la fuerza muscular...

Las enfermedades así descubiertas pueden afectar a la envoltura ósea (puede tratarse de una infección o de un tumor óseo), pero con especial frecuencia son consecuencia del envejecimiento normal de la columna vertebral: es el caso de la artrosis cervical, que a veces puede resultar muy invalidante.

Igualmente puede deberse a las consecuencias de un choque, especialmente el clásico «golpe de conejo», en ocasiones responsable de la producción de una hernia discal.

La médula espinal y sus envueltas, las meninges, se ven afectadas con menor frecuencia. Cuando se produce irritación de las meninges sobrevienen dolores asociados a la rigidez de la nuca: es el caso de las infecciones de la meninge o meningitis. Ocurre lo mismo en el caso de hemorragia dentro de tales envueltas, cuyo origen suele ser una hemorragia cerebral.

La afectación de médula y nervios suele deberse a tumores medulares o de meninges, dos casos afortunadamente poco frecuentes.

# EL DOLOR DE ESPALDA NO SIEMPRE LLEGA SOLO...

## *¿Puede producir dolores de cabeza?*

Sí, los dolores de cabeza pueden acompañar al dolor de espalda cuando se localiza en la región cervical. Sin embargo, a pesar de la multiplicidad de causas de los dolores dorsales, los de cabeza no se manifiestan más que en determinadas circunstancias que más adelante describiremos.

Pero, veamos primero lo que designa la vaga expresión «dolor de cabeza». En realidad abarca trastornos muy diversos.

El primero de tales trastornos es la denominada *cefalea.* Este término se refiere a cualquier dolor localizado en la cabeza, pero en lenguaje corriente, se usa para referirse a las sensaciones de malestar experimentadas en el interior de la cavidad craneal. Su causa más corriente es la fatiga, debida a las tensiones de la vida diaria.

El segundo, una cefalea peculiar, se denomina migraña. Es una cefalea, a menudo de incidencia familiar, caracterizada por accesos repetidos, de frecuencia, intensidad y duración variables. Estas cefaleas se producen siempre en el mismo lado, acompañándose de náuseas y vómitos. Es por lo que, erróneamente, a veces se confunde la migraña con «ataques de hígado».

Pasemos ahora revista a los casos en que la cefalea puede acompañar al dolor de espalda.

A las cefaleas que producen determinados dolores de espalda pueden asociarse, entre otros síntomas, vértigos, dolor de ojos (dolor propiamente dicho, sensación de cansancio o quemazón).

Una segunda situación es la representada por la artrosis cervical: los dolores en la porción cervical de la columna pueden asociarse a dolores de cabeza.

Una tercera situación es la que puede presentarse después de un traumatismo de la parte alta o cervical de la columna, asociándose cefalea y dolor de espalda.

Por último, ciertos dolores de la parte media de la espalda pueden propagarse hacia los omoplatos, cuello, nuca y porción posterior de la cabeza.

## *¿Se deben los vértigos a mal estado de la columna vertebral?*

Efectivamente, el mal estado de la columna vertebral puede provocar vértigos. Sin embargo, éstos tienen causas muy variadas, algunas de las cuales no guardan relación con la columna vertebral, sino que se asocian a trastornos neurológicos o auditivos.

Los vértigos asociados al mal estado de la columna vertebral aparecen en dos situaciones: por un lado, la artrosis cervical; por otro, como consecuencia de un traumatismo de la columna cervical.

La artrosis cervical es un estado de envejecimiento de la zona cervical de la columna. Se traduce por la formación de excrecencias óseas que entran en contacto con la médula espinal y los vasos sanguíneos. En este último caso, el riego sanguíneo disminuye, lo que origina los vértigos. Sin embargo hay que señalar que no ocurre así en la mayoría de los casos de artrosis. Muy frecuentemente, después de la cincuentena, la artrosis se presenta sin ningún síntoma. También determinadas malformaciones de la unión entre el cráneo y la columna cervical (charnela cervicooccipital) pueden producir vértigos.

Después de un traumatismo cervical, los vértigos pueden manifestarse sin que existan fracturas evidenciables.

No obstante, hay que señalar que un traumatismo cervical con fractura, en un sujeto joven, puede ser el origen de una artrosis precoz.

## *¿Puede un trastorno hepático o intestinal desencadenar dolor de espalda?*

Las enfermedades que afectan a los citados órganos no suelen, por lo general, producir dolores dorsales. Existen, no obstante, dos excepciones, si bien en ambas la afectación de la espalda es indirecta.

Se trata, en primer lugar, de la *cirrosis,* en que frecuentemente se observa la presencia de úlceras gástricas y pancreatitis aguda y crónica, enfermedades que se acompañan de dolor con proyección a la espalda.

La segunda eventualidad consiste en una mala absorción de los elementos nutritivos, con especial defecto de calcio; ello da lugar a la *osteomalacia,* enfermedad ósea de la que se habla en la página 25.

Fuera de estas dos excepciones, las enfermedades hepáticas se manifiestan por dolores subcostales derechos, que pueden propagarse a la espalda o al cuello. Se acompañan de náuseas, vómitos, a veces de alteraciones del tránsito (diarrea o estreñimiento) o producen ictericia.

En las enfermedades intestinales aparecen dolores abdominales localizados alrededor del ombligo, más o menos lateralizados a la derecha o la izquierda y que pueden propagarse hacia el bajo vientre. Se acompañan de trastornos del tránsito así como de náuseas y vómitos y producen adelgazamiento.

Se puede, por tanto, concluir que los dolores dorsales en las enfermedades hepáticas o intestinales son excepcionales.

## *¿Por qué duele a veces la espalda durante la menstruación?*

La aparición de dolor de espalda durante la regla es frecuente. Suele aparecer algunos días antes de la menstruación, disminuyendo o desapareciendo cuando ésta comienza.

Lo más común son los dolores del bajo vientre. Pero éstos pueden asociarse a auténticos dolores de la espalda con asiento en la parte baja de la columna vertebral, en las porciones lumbar y sacra. Aunque tal eventualidad no es excepcional, tampoco resulta frecuente.

Más rara todavía es la aparición antes de la regla de dolores de espalda aislados, sin dolor pélvico. En ese caso hay que interrogar a la paciente acerca de antecedentes de dolores lumbares crónicos. Suele tratarse en muchos casos de mujeres que presentan anomalías de la columna lumbar, principalmente de origen discal, en las que los dolores se acentúan durante la menstruación. Si no son conocidas tales anomalías de la columna puede ser útil realizar un estudio clínico y radiológico de la misma al objeto de investigar la causa.

## *¿Por qué tienen a veces dolor de espalda las futuras mamás?*

Los dolores de espalda a nivel lumbar son frecuentes en las mujeres embarazadas, sobre todo hacia el final de la gestación. Aunque la causa de tales dolores no sea única, parece que la principal, es de origen mecánico. La presencia del feto en el bajo vientre entraña modificaciones de la morfología general de la columna. Pero también, y sobre todo, provoca una sobrecarga de peso en la parte anterior de la columna, que tiende a desequilibrar el «mástil» constituido por las vértebras apiladas y sujetas por los músculos vertebrales.

La sobrecarga de peso se traduce por un aumento de la curvatura lumbar o *lordosis* (ver página 11), de modo que las futuras mamás tienen tendencia a la *hiperlordosis,* es decir, a curvatura exageradas que pueden originar dolores en esa región.

También hay que señalar el probable papel que desempeñan ciertas hormonas secretadas por el organismo de la gestante hacia el final del embarazo. Tales hormonas tienen la función de producir un relajamiento de los ligamentos articulares, indispensables para permitir el ensanchamiento del orificio inferior de la pelvis en el momento del parto. Esta laxitud de los ligamentos hacia el final del embarazo es probablemente nefasta para el mantenimiento de la cohesión entre las vértebras.

## *¿Pueden deberse los dolores de espalda a una úlcera de estómago? ¿Y a un cólico nefrítico?*

La úlcera de estómago es una enfermedad bastante frecuente, caracterizada por la existencia de un «agujero» en la pared del estómago. Se manifiesta por dolores abdominales altos, que se presentan con un ritmo particular, en relación con las comidas y las estaciones. Estos dolores se calman con la ingestión de alimentos o de medicamentos específicos. A menudo se acompañan de náuseas y vómitos. En algunos casos pueden propagarse hacia la espalda. La existencia de este conjunto de síntomas permite diferenciar los dolores dorsales de origen vertebral de los que acompañan a una úlcera de estómago.

Los cólicos nefríticos (piedras en el riñón) producen dolores agudos intensos que presentan un carácter de urgencia, contrariamente a los de origen vertebral. Además, estos dolores se propagan hacia delante y hacia los órganos genitales externos. Pueden acompañarse de orina roja (que contiene sangre) y de escozor al orinar. Suelen deberse a bloqueo de las vías urinarias por un cálculo. A menudo ceden tras la eliminación espontánea del cálculo por la orina, o tras la inyección de un analgésico. En este caso, como en el de la úlcera, se puede establecer la diferencia entre un dolor de origen vertebral, localizado en la porción media de la espalda, sin trastornos urinarios acompañantes, y un dolor debido a un cólico nefrítico.

## *¿Pueden producir dolor de espalda los problemas psicológicos?*

Sí, pero antes de tomarlos en consideración el médico debe descartar otras posibles causas relacionadas con el estado de la columna vertebral, valorando, uno por uno o conjuntamente, los elementos óseos, musculares y nerviosos.

¿Cómo puede el médico descartar otras causas? Primero por el interrogatorio y el examen clínico del paciente. Esta primera aproximación permitirá determinar qué exámenes radiológicos y de laboratorio es preciso realizar.

A partir de este momento, existen dos posibilidades. O bien el interrogatorio, el examen clínico, los análisis de sangre y las radiografías muestran la causa del dolor de espalda, o bien tales pruebas resultan ser normales. Entonces se puede pensar en el origen psicológico, sin que pueda, no obstante, afirmarse. En este caso es recomendable solicitar el criterio de un especialista.

Los estados psicológicos susceptibles de causar un dolor de espalda van desde la ansiedad a la neurosis hipocondríaca –al paciente le duele «todo»–, la histeria y diferentes formas de presión.

En la actualidad, reumatólogos y psiquiatras están divididos. Para los primeros, el dolor de espalda es *primordial,* es decir el responsable primero, y el estado psicológico es *secundario.* Para los segundos, es a la inversa.

# CÓMO CURARSE

## *¿Son eficaces e inocuos los masajes?*

Practicados por manos expertas los masajes resultan siempre beneficiosos, constituyendo un elemento básico de la fisioterapia. Relajan, alivian y estimulan los músculos. Lo más curioso es que no se sabe con exactitud por qué son eficaces y todavía no se ha encontrado el fundamento científico de esos efectos…

El objetivo y los resultados de los masajes son los mismos cualquiera que sea la posición indicada al paciente para la cinesiterapia: acostado sobre el vientre –lo que facilita la relajación de los músculos de la espalda– acostado sobre un lado, sobre la espalda o sentado.

Además de sus cualidades relajantes, sedantes y estimulantes, los masajes ayudan a combatir la celulitis. Por otro lado, ejercen una acción descongestiva, favoreciendo la circulación sanguínea.

## *¿Puede aplicarse masaje en el lumbago?*

Sí, puesto que distiende y calma; sus admirables resultados testimonian su eficacia.

Hemos visto en la página 36 que el lumbago se presenta de forma súbita y aguda, especialmente tras la realización de un esfuerzo violento: en la mayoría de los casos, al levantar un peso. Se traduce por un dolor agudo muy intenso y contractura muscular del mismo lado que el dolor. El masaje tiene por objeto principal combatir esa contractura.

En general, asociado a un período de reposo, el masaje es suficiente para asegurar la completa curación del lumbago. Pero si una de las dos cosas se realiza inadecuadamente, o si no se toman medidas preventivas, el lumbago puede evolucionar hacia una fase crónica del dolor, e incluso hacia la instauración de una hernia discal.

## *¿Conviene hacer gimnasia cuando se tiene lumbago?*

Para responder a esta pregunta primero hay que plantearse otra: ¿se trata de lumbalgias de reciente instauración o de larga evolución? En ambos casos y antes de iniciar las sesiones de gimnasia, es aconsejable consultar con el médico.

En caso de lumbalgia reciente la respuesta debe ser categóricamente negativa. Casi todas las lumbalgias se relacionan con la presencia de una hernia discal, sea cual sea su forma y gravedad. En ese caso primero hay que proporcionar reposo a la columna, utilizando una tabla para dormir y siguiendo un tratamiento médico complementario. Sólo después de la desaparición de los dolores se podrá empezar a realizar los ejercicios gimnásticos, recomendados por el médico y nunca sin ton ni son.

En los otros casos, más raros, de lumbalgia reciente, primero hay que realizar una exploración adecuada a fin de eliminar otros problemas, antes de comenzar cualquier tipo de gimnasia.

En cuanto a las lumbalgias de evolución antigua, su origen óseo, muscular o ligamentoso es harto conocido. En ese caso, la gimnasia está indicada, siendo su finalidad reforzar y tonificar los grupos musculares y, de ese modo, permitir un mejor reparto de la carga sobre la columna. Sin embargo, la gimnasia debe ser moderada y progresiva. En ningún caso debe forzarse una espalda frágil. La natación es muy recomendable.

Por tanto, la gimnasia puede ser beneficiosa a condición de que se realice bajo supervisión médica: los movimientos inadecuados o ejecutados anárquicamente resultan siempre nocivos para la columna.

## *¿Cómo aliviar los dolores entre los omoplatos?*

La persona que sufre de dolores entre los omoplatos debe fijarse en qué posturas y movimientos refuerzan y cuáles lo alivian.

Una vez establecidos esos puntos de referencia deberá procurar prácticar durante toda la jornada, en casa y en el trabajo, una adecuada higiene de la espalda que facilite la correcta conservación de la columna.

Una vez bien comprendida y puesta en práctica la higiene preventiva aconsejamos la realización de movimientos que relajen y tonifiquen los músculos. (Ver dibujos página 101.)

Si los dolores persisten habrá que consultar al médico, ya que puede tratarse de un dolor de origen orgánico cuya causa ha pasado inadvertida, o de un componente neurótico añadido a las dorsalgias.

## *¿Cómo aliviar los dolores de nuca?*

En la mayoría de los casos, los dolores se deben a una mala posición de la cabeza mientras se duerme, de lo que resulta una distorsión muscular. Pero también pueden obedecer a una postura inadecuada durante el trabajo, sobre todo si el mobiliario no se adapta a las necesidades.

Si uno se despierta con dolor de nuca puede esperar a que pase espontáneamente o bien tomar ciertos medicamentos (antiálgicos, antiinflamatorios). En la oficina lo adecuado es mantener derecha la cabeza sobre los hombros, lo cual sólo es posible con un asiento y una mesa bien adaptados (ver página 87).

Para evitar la repetición de los dolores se practicará una gimnasia simple y fácil, cuyo objetivo es tonificar los músculos del cuello. Consiste en hacer movimientos de flexión o extensión en sentido anteroposterior, lateral o movimientos de rotación.

La gimnasia debe practicarse suavemente, con movimientos lentos, que irán aumentando progresivamente su amplitud.

## *¿Cómo aliviar una tortícolis?*

La tortícolis es un dolor cervical bastante desagradable, que puede ser muy intenso e incluso intolerable. Se presenta bruscamente durante el sueño, lo que hace que uno se encuentre al despertar con el dolor y la imposibilidad de girar la cabeza e inclinarla lateralmente.

En la mayoría de los casos cede espontáneamente al cabo de algunos días o semanas. En casos extremos se puede consultar al médico, que prescribirá medicamentos (antiálgicos, antiinflamatorios).

Pero si la tortícolis persiste, ¿pueden realizarse manipulaciones? Este método, muy controvertido, tiene sus defensores y sus detractores. Antes de nada, hay que ser objetivo y reconocer que la cinesiterapia consigue curar ciertas tortícolis con dos o tres maniobras. ¡Pero, atención! La prudencia es en este caso fundamental. Ante todo es necesario haber realizado un examen radiológico antes de confiarse a las manos de un experto; en ningún caso a las del primero que llegue. Conviene saber que las maniobras no siempre curan la tortícolis, sino que a veces la pueden agravar, provocando complicaciones: hernias discales, por ejemplo, acompañadas de neuralgias cervicobraquiales.

## *¿Qué hacer en caso de ciática?*

Son dos los casos que pueden presentarse: la ciática aparece por primera vez o bien es repetición de una anterior. De hecho el segundo caso no es más que la evolución desfavorable del primero.

En caso de ciática aguda, una vez realizado el diagnóstico por el médico (trayecto del dolor, tipo de dolor...), lo indicado es el reposo estricto en cama y generalmente bastante prolongado.

La benéfica acción del reposo se complementa por la acción de un plano duro sobre el que se debe descansar, lo que combate el dolor y la inflamación consecutivos al contacto de la raíz nerviosa con el disco desplazado. En ocasiones es conveniente poner una escayola o un corsé.

A partir de ahí, pueden ocurrir dos cosas:

– La ciática se ha curado tras la ingesta de medicamentos, el reposo y, ocasionalmente, el uso del corsé. Tal es el caso del 80 % de las ciáticas. Entonces es necesario iniciar la reeducación de la economía lumbar. Primero se enseña al enfermo a conocer las posturas que procuran alivio: bascular la pelvis hacia atrás. Movimientos de la musculatura abdominal, de la espalda y de los miembros serán útiles en el entrenamiento. Deben incluirse las normas preventivas comentadas a partir de la página 79, tomando muy en cuenta el aprender a agacharse, a levantar un peso, a sentarse...

– La ciática no se ha curado. No bastando la primera comprobación radiográfica, será necesario realizar pruebas más especializadas que permitirán poner de manifiesto las raíces nerviosas y el daño ejercido sobre ellas por la hernia discal. Estos exámenes se realizarán previamente a la intervención quirúrgica. El objetivo de tal operación es liberar la compresión de la raíz nerviosa elevando el disco intervertebral.

## *¿Es recomendable el calor para los dolores de espalda?*

Sí, ya que constituye un excelente complemento de los demás tratamientos, ya sean medicamentos, cinesiterapia o cirugía. Se puede aplicar en cualquier caso, salvo algunas contraindicaciones: afecciones cardiorrespiratorias, procesos inflamatorios agudos, tuberculosis, embarazo.

El efecto del calor es beneficioso ya que estimula las funciones vitales del organismo y regulariza el metabolismo. Provoca una dilatación de los vasos sanguíneos y una abundante transpiración, seguidos de relajación muscular, disminución de la excitabilidad nerviosa y, en consecuencia, sedación de los dolores.

La *termoterapia* se sirve de numerosos métodos. He aquí algunos de ellos:

– La *hidroterapia* es un tratamiento mediante agua natural, fundamentado en las variaciones de temperatura (calor y frío) y los cambios de presión (baños y duchas). Realizado conjuntamente con la cinesiterapia constituye la *hidrocinesiterapia.* Utilizada con aguas termales o minerales constituye la *crenoterapia.*

– Los tratamientos con lodo o *fangoterapia* se sirven del calor almacenado en el barro vegetal o mineral. Tras su aplicación se pueden tomar baños de agua termal a 38 °C.

– Otra forma de termoterapia se sirve de la arena marina impregnada de agua de mar y luego seca. Se practican agujeros en la arena en los que se introduce el paciente con la cabeza cubierta para protegerse de los rayos solares y se le cubre de arena.

Puede observarse que los métodos naturales resultan especialmente indicados en el tratamiento del dolor de espalda, incluso más indicados que el arsenal terapéutico médico clásico.

## *¿Resulta eficaz la reeducación en el niño?*

En efecto, pero con la condición de que se realice en el momento oportuno y sea dirigida por especialistas.

Está particularmente indicada en el caso de la espondiloartritis anquilosante en su forma precoz. ¿Qué significa un término tan complicado? Se trata de un reumatismo muy doloroso, que puede tener graves consecuencias: la soldadura o fusión de la articulación de la espalda con la pelvis, limitando la movilidad de ambas estructuras. Los tratamientos modernos asociados a la reeducación precoz consiguen modificar la, en otros tiempos, desastrosa evolución.

El papel de la reeducación es también muy importante en las afecciones musculares degenerativas, las miopatías. En efecto, consigue minimizar los efectos nocivos de la atrofia muscular, secundaria a esta enfermedad.

Existe otro tipo de afecciones en las que la reeducación, sin dejar de ser necesaria, resulta sólo complementaria de determinados tratamientos quirúrgicos. Suele tratarse de ciertas **escoliosis operadas**, ya que no todas se operan. El tratamiento quirúrgico depende del grado y gravedad de la escoliosis, de la edad del enfermo y de su desarrollo óseo.

Cabe citar también el caso de la tuberculosis raquídea. Suele presentarse después de una tuberculosis pulmonar y da lugar a importantes desgastes óseos, con formación de un foco infeccioso alrededor de la columna vertebral. Requiere de una intervención quirúrgica para vaciar los focos infecciosos y eventualmente reparar los desgastes óseos. Esta forma de tuberculosis se observa especialmente entre la población negra.

Nunca nos cansaremos de repetir que cualquier tratamiento, para ser eficaz, debe estar bien prescrito. Esta regla se aplica igualmente a la reeducación, cuya prescripción debe ser valorada por médicos especialistas.

## *¿Qué es una infiltración?*

Es una punción realizada con una aguja en el nivel deseado, ya sea intraarticular o periarticularmente, o en el interior del mismo canal raquídeo. La punción va seguida de la inyección de un medicamento. En general se utilizan dos tipos de medicamento: productos analgésicos, que hacen ceder el dolor, y productos antiinflamatorios.

La columna vertebral puede infiltrarse de arriba abajo. En la porción más alta, a nivel de la región cervical, se infiltran las primeras raíces nerviosas cervicales. A nivel dorsal se infiltran las raíces y nervios intercostales. A nivel lumbar pueden infiltrarse igualmente las raíces nerviosas: son las infiltraciones articulares, periarticulares e intrarraquídeas. Pueden tratarse de igual manera las articulares sacroiliacas.

Estas infiltraciones están indicadas en el dolor de espalda de origen mecánico (lumbalgia, dorsalgia) o inflamatorio, así como en las hernias discales.

Los procesos infecciosos constituyen una contraindicación absoluta, ya que existe el riesgo de diseminación del proceso infeccioso al sistema nervioso central (médula espinal, cerebro) e incluso a todo el organismo.

Los resultados que se desea obtener son la sedación de los dolores gracias a la medicación antiálgica o antiinflamatoria.

Las infiltraciones no pretenden reemplazar otros métodos terapéuticos, pero como complemento no son en absoluto despreciables.

## *¿Cuándo conviene ponerse un corsé o una escayola?*

Los casos son diversos, pero los más frecuentes son las situaciones traumáticas, como luxaciones o fracturas. El corsé y la escayola se utilizan en esos casos para mantener en reposo el conjunto de la columna vertebral y su musculatura paravertebral.

En la porción cervical sólo está indicado el uso de corsé (minerva). Debe llevarse antes de la operación en el caso de fracturas o luxaciones, pues la médula espinal a menudo se ve amenazada por el desplazamiento óseo que, en cualquier momento, podría seccionarla. Después de la operación, se prolongará el uso de la minerva durante el período que el médico determine.

En la porción dorsal ambas prácticas son poco frecuentes, pues las lesiones óseas son operadas y estabilizadas mediante una estructura metálica, lo que suele bastar.

En la porción lumbar, por el contrario, los corsés y escayolas están indicados en gran número de casos: fracturas, luxaciones, hernias discales, lumbalgias.

Están igualmente recomendadas antes o después de una operación, según los casos, para corregir las deformidades de la columna vertebral (cifosis o escoliosis).

## *¿En qué casos puede manipularse la columna?*

El campo de aplicación de las manipulaciones puede ser más o menos amplio, pero en cualquier caso deben observarse siempre tres reglas fundamentales.

Ante todo la persona que las realice debe estar suficientemente entrenada; el enfermo debe tener las arterias en buen estado; aparte de eso, no deben existir signos neurológicos o inflamatorios. Finalmente deben existir manifestaciones mecánicas.

Las indicaciones son las mismas para los tres niveles, cervical, dorsal y lumbar.

A nivel lumbar se aplica en el lumbago agudo, que puede resolverse espectacularmente.

Pero especialmente se aplica en las lumbalgias crónicas, ya sean de origen discal, muscular o articular. Las ciáticas, tras la desaparición de los dolores con el tratamiento antiinflamatorio o el reposo, pueden beneficiarse también de esta técnica, al igual que la cruralgia.

A nivel dorsal, las dorsalgias agudas o crónicas pueden desaparecer, aunque no siempre, después de ciertas manipulaciones.

A nivel cervical, las tortícolis, las cervicalgias crónicas, que tienen por origen la artrosis o un traumatismo, pueden tratarse con éxito por este método.

Dicho esto, es necesario señalar la necesidad de ser prudente en las manipulaciones, ya que, incluso practicadas en las mejores condiciones, pueden originar incidentes o accidentes. Los más graves son los accidentes vasculares cerebrales que pueden dejar o no secuelas. A nivel del disco, pueden ser origen de una hernia acompañada, por ejemplo, de una neuralgia cervicobraquial.

No obstante, tampoco hay que dramatizar, pues el manipulador suele ser un médico que conoce la patología osteoarticular y suele poseer habilidad y técnica. Además, el respeto de las situaciones contraindicadas limita el riesgo de complicaciones, como lo demuestran las estadísticas.

## *¿Cuándo es necesario consultar al traumatólogo?*

Al traumatólogo debe consultársele en situaciones muy concretas. Es un médico cirujano, especializado en cirugía ósea, ya sea de carácter traumático (fracturas, luxaciones...) o de otro orden (tumores óseos, hernia discal, deformación ósea...).

En la mayoría de los casos la orientación al especialista la realiza el médico general. Tras haber eliminado otras afecciones que sugerían problema traumatológico, el médico general puede necesitar el consejo de su colega especialista o bien preferir confiarle directamente al enfermo. El traumatólogo juzgará entonces si es necesario continuar con las pruebas biológicas, sanguíneas y radiológicas a fin de llegar a un diagnóstico preciso.

## *¿Cuándo hay que consultar al reumatólogo?*

El reumatólogo es un médico especialista que se ocupa de las afecciones de los huesos y las articulaciones. Su campo de acción es mucho más amplio del mero tratamiento del reumatismo.

Al contrario que el traumatólogo, se encarga de tratar afecciones que, en principio, no requieren intervención quirúrgica. Sin embargo, ciertas enfermedades de los huesos y las articulaciones pueden ser exploradas por el reumatólogo, que luego derivará al enfermo al traumatólogo para que se encargue del tratamiento quirúrgico.

También en este caso el médico general desempeña un papel primordial en la selección de enfermos. Determinadas afecciones cardiacas, pulmonares o renales pueden simular afecciones reumáticas por los dolores óseos o musculares que provocan. Es el médico general el que debe hacer el diagnóstico diferencial y enviar al enfermo al especialista que convenga.

Por otro lado, en las afecciones crónicas, el propio médico general puede cuidar del enfermo una vez que el especialista ha establecido el diagnóstico y el tratamiento idóneo.

## *¿Conviene hacer una radiografía en caso de dolores crónicos de la columna vertebral?*

El enfermo se enfrenta a dos situaciones.

– Sufre de forma crónica, ha consultado a su médico, éste ha pedido las radiografías: hay que hacérselas.

– Sufre de forma crónica, no ha consultado a su médico: en ningún caso debe decidir por sí mismo hacerse las radiografías.

Una vez establecido lo anterior, resulta evidente que los exámenes radiológicos son, junto con el examen clínico minucioso y las pruebas biológicas (análisis de sangre y orina), un elemento esencial en la exploración de los dolores crónicos de la columna vertebral. El médico pide las radiografías para averiguar el origen y valorar el grado de gravedad.

Entre las causas relativamente banales hay que citar los dolores de origen osteodiscal (artrosis, hernia discal, osteoporosis...). Estas afecciones, cuyos tratamientos están bien codificados, no suponen ninguna urgencia.

Por supuesto en el caso de las afecciones denominadas graves es al contrario. Entre ellas se pueden citar los tumores óseos, las infecciones óseas y la espondiloartritis anquilosante, reumatismo del que ya hemos hablado en la página 23.

La indicación del examen radiológico dependerá, pues, del examen clínico del enfermo: ¿cuáles son las porciones dolorosas de la columna vertebral? ¿Cuáles las características del dolor? ¿Cuándo aparecieron los trastornos?

Por regla general, será necesario comenzar por un examen radiológico simple –que suele ser suficiente– antes de recurrir a técnicas radiológicas más complejas. Estas últimas requieren el empleo de material «pesado» o la inyección de productos de contraste opacos a los rayos X.

Las técnicas radiológicas modernas son muy numerosas. En consecuencia es necesario elegir juiciosamente a fin de evitar al enfermo exámenes incómodos que, a fin de cuentas, no son indispensables.

Las tomas radiográficas «standard» de la columna vertebral suelen bastar en gran número de casos.

Estas radiografías, realizadas en posición de pie, al menos para las porciones dorsal, lumbar y sacra, permiten el estudio de la estática raquídea, es decir de la actitud general de las vértebras en esta posición. Igualmente permiten controlar la calidad de los huesos de cada vértebra y el estado de los discos intervertebrales midiendo la distancia que separa cada vértebra de su contigua (el disco en sí no es visible en las radiografías simples).

A veces, puede ser útil servirse de *pruebas dinámicas:* las tomas radiográficas se realizan pidiendo al enfermo que se incline hacia delante, atrás o lateralmente.

Además existen técnicas más sofisticadas cuya finalidad es poner en evidencia las estructuras que no aparecen directamente en las tomas standard.

– El scanner de rayos X, o *tomodensimómetro,* permite ver directamente el disco intervertebral, la médula espinal y las raíces nerviosas que de ella nacen. De este modo se puede comprobar la existencia de una compresión de la médula o de una raíz, especialmente en el caso de la hernia discal.

– Los productos de contraste opacos a los rayos X, a base de yodo, permiten igualmente *opacificar* ciertas estructuras anatómicas no visibles de otra manera. Así se logra visualizar el disco intervertebral *(discografía),* los espacios que rodean a las raíces nerviosas o la médula espinal *(mielografía, sacorradiculografía),* o bien los vasos, arterias y venas, situados en la proximidad de los elementos nerviosos *(arteriografía, flebografía).*

Aunque el número de personas que sufren de la espalda es muy elevado, la mayoría de los casos son, afortunadamente, detectables sin tener que recurrir a métodos sofisticados, cuyo empleo es sólo ocasional y suele limitarse al período anterior a la operación.

## *¿Conviene hacerse una radiografía en caso de accidente?*

Las radiografías no siempre son necesarias, en caso de accidente. Depende de las circunstancias en que tenga lugar el traumatismo, de su naturaleza y de sus consecuencias.

En caso de que el traumatismo sea mínimo, se puede reconstruir con exactitud su desarrollo. El examen clínico practicado por el médico puede resultar completamente normal, en ese caso no son necesarias las radiografías.

Pero también se puede encontrar una situación como la siguiente: en el examen clínico se descubre edema, un hematoma o una contractura muscular, con o sin signos neurológicos. En este caso, cualesquiera que sean las circunstancias y la naturaleza del traumatismo, se hace necesaria la exploración radiológica.

Resulta absolutamente imprescindible cuando se trata de un traumatismo grave (lo más frecuente cuando ha habido un accidente de circulación) que presenta signos clínicos de una fractura de la columna vertebral. El raquis contiene a la médula espinal, haz conductor de todas las fibras nerviosas sensitivas y motoras desde el cerebro a los miembros. Una fractura de esta envuelta ósea, que no es otra que la columna vertebral, puede implicar un traumatismo de los citados elementos nerviosos con graves consecuencias: trastornos de la motricidad (parálisis motriz parcial o completa) o de la sensibilidad (anestesia completa o parcial de uno o varios miembros o partes de las mismos).

En los casos menos graves es la violencia del choque la que, al margen de otros signos neurológicos asociados, impone la realización de un examen radiológico: puede existir una fractura sin que el dolor sea intenso. También puede tratarse de otras situaciones, como luxación: desplazamiento de una vértebra por arrancamiento de los ligamentos de unión con las vértebras vecinas. Por último, el choque puede ser indirecto: es el caso del clásico «golpe de conejo» que en algunos casos supone graves luxaciones con riesgo de sección de la médula espinal.

También en esos casos, la elección de los exámenes radiológicos simples o complejos viene dada por la gravedad de las lesiones, estimada a partir de un examen clínico neurológico preciso: estudio de la fuerza muscular, de la motricidad, de la sensibilidad...

Una vez detectada la afectación de las funciones nerviosas, hay que recurrir a exploraciones que permitan reconocer las lesiones de la médula espinal o de las raíces nerviosas que de ella proceden.

## *¿Son peligrosas las maniobras encaminadas a estirar la columna vertebral?*

No, siempre que se practiquen en las debidas condiciones, en un medio hospitalario y bajo la supervisión de un médico especializado.

Consisten en la aplicación de técnicas bien codificadas, más o menos complejas, mediante instrumentos más o menos complicados.

Este modo de tratamiento se utiliza especialmente en las enfermedades y traumatismos de la columna cervical. A menudo, constituye una etapa intermedia y preparatoria del terreno para una intervención quirúrgica en condiciones óptimas. Es el caso de las fracturas, o de las fracturas-luxaciones de la columna cervical.

La principal finalidad del estiramiento consiste en evitar una lesión de la médula espinal, cuyas consecuencias podrían ser mortales.

## *¿Cuáles son las operaciones de la espalda?*

En la cirugía de la columna vertebral existen varias técnicas operatorias que responden siempre a dos cuestiones básicas: de una parte la recuperación de la estabilidad perdida de la columna vertebral y por otra el restablecimiento de un paso mínimo para el conducto raquídeo.

Estos dos principios básicos responden a un problema fundamental: la necesidad de procurar comodidad a la médula espinal. Tanto en el primer caso como en el segundo, el contacto de la médula con las estructuras óseas puede ser nefasto, cuando no fatal, ya que se trata de una estructura sumamente frágil, como lo es todo el sistema nervioso.

Las técnicas de estabilización están indicadas si existe una fractura con o sin desplazamiento, en el caso de los tumores, en el tratamiento de las deformidades vertebrales (escoliosis). En general se trata de técnicas de osteosíntesis, consistentes en la aplicación de placas metálicas, tornillos y clavos.

Las técnicas de ensanchamiento del conducto raquídeo están indicadas cuando éste se ha estrechado a consecuencia de un proceso patológico como la artrosis, los tumores y otras enfermedades óseas. En estos casos, se realice o no osteosíntesis, la fase quirúrgica más importante consiste en la ablación de una porción de una o varias vértebras.

Las diversas operaciones se complementan con el uso de un corsé o una escayola durante un determinado período de tiempo en función del nivel de la columna que se haya operado.

Después de la intervención también serán necesarias varias sesiones de cinesiterapia, para que el paciente recupere la completa actividad muscular y vertebral.

## *¿Qué es la osteopatía?*

Es un tratamiento que se basa en maniobras manipulativas de la columna y requiere un excelente conocimiento de la mecánica vertebral y de un diagnóstico osteopático.

El diagnóstico se realiza mediante la palpación de los tejidos blandos alrededor de las vértebras. Suele practicarse con los dedos índice y medio, buscando la presencia de un edema o una tensión muscular a un determinado nivel de la columna. El osteópata intenta localizar la malposición vertebral. Finalmente, el estudio de los movimientos intervertebrales permite descubrir una disminución de la movilidad de la zona en cuestión en una determinada posición. Tras estas diferentes etapas, el osteópata inicia las manipulaciones.

El interés de este método reside en el diagnóstico de edema o de tensión muscular. Aunque la teoría de la mecánica vertebral puede ser criticable, no obstante no puede negarse la eficacia de las maniobras manipulativas.

## *¿En qué consiste la quiropraxia?*

La quiropraxia y los quiroprácticos consideran que todo el problema de la espalda se debe a una subluxación –es decir un discreto desplazamiento articular– sobre todo cervical. No contentos con atribuirlo todo a la subluxación, pretenden detectar el lugar de asiento de la misma midiendo la temperatura cutánea con ayuda de un aparato denominado neurocalómetro. Pero los quiropráxticos se sirven también de la radiología para comprobar el desplazamiento vertebral.

A primera vista este método se presenta como muy criticable. Veamos por qué:

– Resulta ilusorio explicar todos los dolores recurriendo a la subluxación. Por otro lado, muchas de ellas escapan a la observación radiológica. Además, en la práctica diaria se observan rotaciones o desplazamientos discretos que no pueden ser considerados patológicos.

– La medición de la temperatura cutánea puede resultar falseada por un frotamiento de la piel o una contractura muscular. ¿Cómo prevenir un frotamiento casual o una contractura muscular para lograr una medición exacta?

A los ojos de quienes tienen experiencia en patología y radiología osteoarticular, la quiropraxia aparece como un método desprovisto de todo fundamento científico.

## *¿Qué puede hacer la cinesiterapia para aliviar el dolor de espalda?*

El campo de acción del cinesiterapeuta es enorme en este terreno. Forma parte de la pequeña familia médica encargada del tratamiento del dolor de espalda, aun cuando no intervenga más que en casos muy determinados.

La cinesiterapia se fundamenta en cuatro principios básicos: el masaje, la movilización, las actitudes y posturas, y la musculatura. Sea cual sea la gravedad del dolor de espalda y el estado de la columna vertebral, las citadas prácticas están encaminadas a aliviar, reeducar y curar.

Ya hemos visto en la página 56 que el masaje, realizado en diferentes posturas y aplicado a diversos grupos musculares, los distiende, decontracta (relaja), estimula y favorece su reposo al estimular la circulación y el retorno venoso.

La movilización puede ser *activa,* es decir que el enfermo mueve él mismo la parte enferma, una pierna por ejemplo. Se habla de movilización *pa-*

*siva* cuando es el cinesiterapeuta quien moviliza el miembro del paciente. En cualquier caso deben ser movimientos suaves y que no duelan. Se aplican sobre las piernas y la columna lumbar, poniendo en juego las articulaciones de las caderas, la unión de la columna con la pelvis y la unión de la columna lumbar con la dorsal.

Se entiende por postura el mantenimiento de la columna vertebral en una posición ideal. Estando de pie, se consigue tal posición basculando la pelvis hacia atrás contrayendo los músculos de los glúteos y metiendo el vientre, mientras la porción superior del cuerpo –tórax, cabeza y cuello– permanece relajada.

El cinesiterapeuta realiza un balance de la insuficiencia muscular y se encarga de la reeducación en ese sentido. La actividad puede aplicarse sobre el abdomen, los músculos de los muslos y los de la espalda.

Después de esta breve exposición de los principios técnicos de la cinesiterapia puede intuirse el importante papel que la *reeducación* desempeña en el tratamiento de los dolores de espalda.

# CÓMO EVITAR EL DOLOR DE ESPALDA

## *¿Deben llevar los niños la cartera en la mano?*

Cuando su hijo empieza a dar los primeros pasos en la vida escolar yendo diariamente a la guardería con su pequeña cartera, cargada como mucho con un cuaderno de dibujo, algunos lápices de colores y un pizarrín, puede usted dejarle que lleve la cartera en la mano sin ningún temor: no hay peligro de sufrimiento para la columna vertebral.

Pero las cosas cambian cuando, en la escuela primaria o en cursos superiores, el chaval debe transportar todos los días cinco o seis kilos de libros y cuadernos. Entonces el riesgo de que se le desequilibre la columna es grande. ¿Quién no ha visto a esos muchachitos torcidos hacia un lado, cargados con una cartera que, si lograran mantenerse derechos, arrastrarían por el suelo? En esos casos es recomendable, por no decir imperativo, el uso de una cartera-mochila. Los niños, pasado el primer momento de asombro, e incluso de hostilidad, la aprecian sobremanera. ¿Por qué? Porque en seguida se dan cuenta del alivio que supone para su espalda y omoplatos. Sin contar con la satisfacción de llevar las manos y los brazos libres.

## *¿Pueden hacer gimnasia los niños de pecho?*

No, y ello por varias razones.

En primer lugar, esa gimnasia sería inútil, pues el niño de pecho no tiene dolor de espalda y sus discos intervertebrales están en fase de máxima hidratación.

En segundo lugar, cualquier ejercicio impuesto a tan temprana edad resulta peligroso. Peligro asociado sobre todo con la fase de desarrollo de los huesos del bebé, que aún son relativamente frágiles, ya que no ha tenido lugar la total osificación. Se corre el riesgo de producir fracturas o arrancamientos. Estos últimos son especialmente graves cuando se producen a nivel de las articulaciones, ya que ponen en juego la marcha normal del crecimiento.

## *¿Cómo combatir la vida sedentaria?*

La lucha contra la vida sedentaria, favorecida por el trabajo de oficina y el abuso del coche, es necesaria e incluso indispensable para contrarrestar los nocivos efectos de la vida moderna.

Los remedios son múltiples, variados y generalmente eficaces. Ya es sabido que ciertas reglas de higiene elemental ayudan a estar «en forma». Entre ellas hay que insistir de nuevo en la postura que se adopta detrás de una mesa, cuando se está obligado a permanecer en esa posición muchas horas. Cualquier situación que obligue a permanecer sentado mucho tiempo puede producir dolor de espalda, especialmente si la altura del asiento y de la mesa no son adecuadas. Puede decirse que lo son cuando evitan que la persona tenga que inclinarse hacia adelante para poder trabajar. Pero incluso aunque el mobiliario reúna las adecuadas características, es aconsejable levantarse de vez en cuando.

También en el coche hay que respetar ciertas reglas de higiene. Primero no conducir ininterrumpidamente durante varias horas. Es aconsejable hacer un alto cada dos horas como máximo. También en este caso las características del asiento, que varían según el modelo y marca del coche, son muy importantes, así como su posición: un asiento bien regulado es el que asegura la posición idónea al volante; es decir una ligera flexión de los antebrazos sobre los brazos y una flexión de las piernas sobre los muslos.

El seguimiento de estos consejos debe acompañarse de una práctica no menos importante: la gimnasia.

La vida actual somete a una permanente y dura prueba a nuestra columna vertebral. Pero además ejerce influencias indirectas sobre nuestra espalda. Entre ellas se puede citar la obesidad, que entraña una carga suplementaria de peso para la columna. Si no se adoptan las medidas necesarias para corregirla dará lugar a dolores y posiblemente a un envejecimiento prematuro de las vértebras.

Sí, la lucha es posible. Los medios son sencillos, asequibles y eficaces, siempre que el dolor de espalda no «se haya instalado» ya de modo irreversible.

## *¿Cómo evitar el dolor de espalda al despertar?*

Si uno se despierta con dolor de espalda hay que buscar la razón inmediatamente. Y pueden descubrirse varias, ya sea la consistencia del colchón, el estado del somier o la posición que se adopta durmiendo.

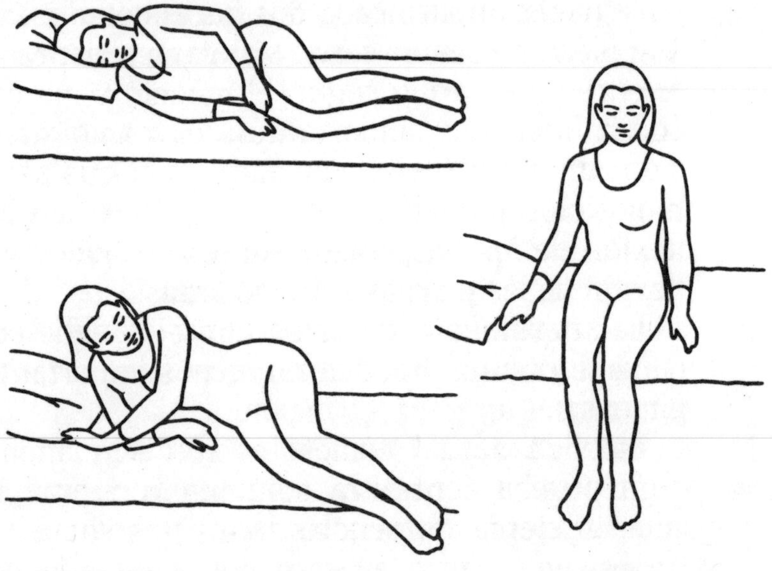

*Evite levantarse bruscamente. Recuerde: es el momento en que su columna vertebral resulta más vulnerable*

Comencemos por la cama, considerando el colchón y el somier. Es seguro que dolerá la espalda si se duerme sobre un somier blando, aunque el colchón sea duro, especialmente si se trata de una espalda predispuesta, es decir que sufre o ha sufrido anteriormente. La cama ideal debe tener un somier duro, preferentemente de madera, con un colchón de gomaespuma o de muelles cubiertos de lana. En una cama el somier es, con mucho, más importante que el colchón.

Queda la almohada. ¿Conviene dormir sin almohada para evitar el dolor de espalda? No necesariamente. Se puede dormir con almohada y despertarse descansado. Todo depende de su consistencia y de su altura. Si uno se acuesta de lado, la altura de la almohada debe bastar para evitar la inflexión lateral del cuello. Si nos acostamos de espaldas, debemos evitar las almohadas demasiado altas, que producen flexión delantera del cuello.

Un buen relajamiento muscular es primordial para asegurar la posición ideal mientras se duerme. Cualquier contractura o tensión muscular será un factor suplementario para producir dolor. Tanto si se acuesta uno de lado o boca abajo, debe intentarse la decontracción. ¿Cómo?

Si dormimos boca abajo, con la cabeza ladeada, conseguiremos el máximo relax flexionando el antebrazo y la pierna sobre el muslo del mismo lado. Por el contrario, los miembros superior e inferior del lado opuesto deben permanecer estirados.

Si nos acostamos de lado, lograremos el relax flexionando las piernas sobre los muslos y los antebrazos sobre los brazos, manteniendo el mentón próximo al tórax. Es la posición fetal, muy aconsejable y a menudo aconsejada.

No obstante, aunque la posición y la cama constituyen las principales causas de dolor al despertar, no hay que olvidar que la fatiga o el insomnio también pueden provocarlo.

## *¿Puede la fatiga provocar dolores de espalda?*

Efectivamente, puede provocar dolores en la porción dorsal de la columna vertebral: se denominan *dorsalgias*. En la mayoría de los casos se trata de dolores aislados y la dorsalgia se denomina común. Pero, a veces, se acompañan de otros trastornos y la dorsalgia es entonces secundaria.

Vamos a hablar de la dorsalgia común. Afecta a un grupo muy determinado de la población, generalmente mujeres jóvenes.

La dorsalgia se experimenta como un dolor entre los omoplatos. A veces, existe propagación hacia el cuello y la nuca. Las enfermas describen estos dolores como el de una quemadura o herida, como un peso doloroso. Se acompañan de cansancio general, por lo que se podría hablar de fatigabilidad dolorosa.

Tales dolores suelen presentarse en mujeres jóvenes de carácter especialmente sensible. A este factor predisponente se añaden otros profesionales. De hecho, la mayoría de mujeres que consultan al médico por dorsalgia ejercen una profesión o actividad que les obliga a permanecer de pie o sentadas mucho tiempo. Y naturalmente esta situación se agrava cuando la posición adoptada es incorrecta o defectuosa. Es el caso del ama de casa que se «parte en dos» al pasar la aspiradora, plancha o lava los platos. O de la mecanógrafa o la costurera inclinadas sobre la máquina, situada en una mesa demasiado baja.

Aunque no sean graves, estos dolores son persistentes. Suelen ser motivo de frecuentes consultas y en consecuencia de absentismo laboral importante.

Cuando se les comienza a tratar tardíamente, pueden durar varios meses y provocar ansiedad que, en casos extremos, puede conducir a la depresión.

## *¿Por qué tantas secretarias tienen dolor de espalda?*

Suele ser un dolor que se localiza entre los omoplatos y tiene características de «quemadura». Se propaga hacia arriba, alcanzando los hombros e incluso la nuca. A veces llega a los brazos, antebrazos, e incluso a las manos y los dedos, acompañándose entonces de pinchazos y hormigueos. Alcanza su momento álgido al finalizar la jornada. Tras varias consultas, el médico está en condiciones de perfilar un tipo psicológico peculiar propio de las mujeres que sufren este tipo de dolores.

La primera causa de estos dolores es una mala adaptación del mobiliario, ya sea la silla o la mesa. La secretaria se ve así obligada a adoptar una postura forzada y poco confortable, con la cabeza y el tórax echados hacia delante, lo que produce contracturas que influyen sobre los discos, músculos y ligamentos. La duración del trabajo no hace sino agravar las cosas.

Si bien en la mayoría de los casos existe un perfil psicológico predisponente, la tenacidad y duración de los dolores puede, en otras ocasiones, ser el motivo de la ansiedad y el nerviosismo de estas pacientes.

Este dolor puede prevenirse utilizando el mobiliario adecuado. El asiento debe ser duro, regu-

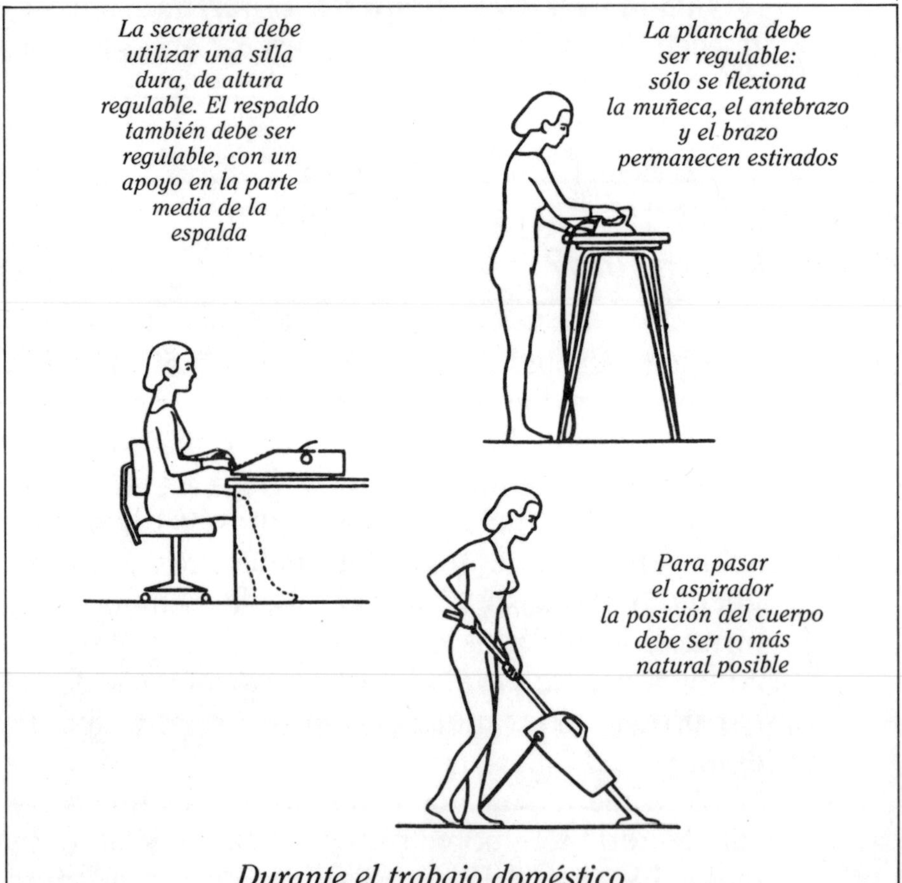


*Durante el trabajo doméstico proteja su espalda...*

lable en altura; el respaldo también debe ser regulable, con un apoyo en la parte media de la espalda. Si el asiento reúne tales características la altura de la mesa importa poco, lo importante es no inclinarse hacia delante. En cualquier caso, hacer pequeñas pausas será muy beneficioso.

Éste es el modo de evitar el dolor de espalda, que tan arduo hace el trabajo de oficina para muchas mujeres.

## *¿Cuál es la altura ideal de la mesa de dibujo?*

Depende de dos elementos: el asiento y el tablero de dibujo. El tablero debe estar colocado por encima del plano del asiento; su inclinación debe ser regulable, a fin de permitir la posición sentada ideal, es decir, con la espalda en un plano vertical, sujeta por el respaldo en su porción media, y los antebrazos en flexión.

Esta actitud evita la flexión del tronco hacia delante y el sufrimiento asociado de las estructuras de la columna vertebral (músculos, ligamentos, discos). También es aconsejable utilizar asientos de altura regulable.

## *¿Cómo efectuar los trabajos del hogar sin sufrir de la espalda?*

El ama de casa está continuamente expuesta al dolor de espalda debido a sus actividades diarias. Siguiendo ciertas reglas elementales de higiene dorsal puede prevenir las indeseables consecuencias de tales faenas domésticas sobre su columna.

Puesto que la tarea de planchar suele realizarse de pie, es indispensable que la plancha sea regulable, de modo que sólo el puño esté flexionado, la mano repose sobre la mesa y, sobre todo, los antebrazos y brazos se mantengan estirados.

Para los trabajos de la cocina a veces hay que sentarse y otras permanecer de pie. Cuando se está de pie delante del plano de trabajo (fregadero, poyete...) debe mantenerse la misma actitud que planchando. Al sentarse, recordemos la posición del dibujante: espalda vertical, sostenida por un respaldo. Al utilizar el horno o la lavadora no hay que inclinarse hacia delante sino agacharse, manteniendo la espalda vertical. Si se necesita alcanzar un objeto situado en lo alto, debe usarse una pequeña escalera con peldaños extensibles para evitar la brusca contracción de los músculos de un solo lado del cuerpo, al subir a un taburete alto.

Para pasar el aspirador sin que los riñones se resientan, hay que tener en cuenta varios factores.

En primer lugar, el horario: convendría evitar pasar el aspirador por la mañana poco después de levantarse, cuando los discos intervertebrales y los músculos se encuentran todavía bajo el efecto del descanso nocturno, siendo el momento en que la fragilidad del raquis ante los esfuerzos es mayor.

El diseño del aspirador es importante, ya que pueden producirse dolores dorsales si el mango es demasiado corto. El cuerpo debe mantenerse en la posición más natural posible. Doblarse puede acarrear consecuencias desastrosas para la espalda, teniendo en cuenta la frecuencia de estas tareas domésticas. Por tanto es importante elegir un aspirador con mango adecuado, siendo preferibles los de tipo escoba a los remolcables, cuyo mango es demasiado corto y no modificable. Por otro lado un aspirador provisto de un cable suficientemente largo evitará tener que agacharse a menudo para cambiar de enchufe.

A este respecto, recordemos que es recomendable para la columna vertebral agacharse flexionando las rodillas en lugar de inclinarse hacia delante con las piernas estiradas o en semiflexión.

Por último cabe aconsejar a las amas de casa establecer una «estrategia» adaptada a cada pieza de la casa. Que prueben, por ejemplo, a dividir mentalmente cada pieza en franjas paralelas a fin de evitar aspirar «en redondo» y que empujen el aspirador como si estuvieran recortando césped. Esto tiene dos ventajas: se invierte menos tiempo en la tarea y se evitan los movimientos de rotación del tronco sobre la pelvis, que son incluso más perjudiciales que los movimientos de flexión.

## *¿Son recomendables las sillas bajas para la espalda?*

Las sillas o asientos bajos, tipo sillón o canapé, pueden ser cómodas o no, todo depende de su calidad y de la posición que se adopte mientras se está sentado.

La altura no tiene especial importancia, pero sí la consistencia del asiento. Así, un sillón mullido que no sujeta la espalda es incómodo, mientras que un sillón duro que mantiene la espalda firme ofrece apoyo a la porción media de la misma, facilita el reposo. Sin embargo, un sillón duro no es bueno por sí mismo; hay que saber sentarse evitando las curvaturas inútiles; la espalda debe estar encajada en el respaldo y las nalgas bastante atrás en el asiento.

Estos principios son igualmente válidos para otro tipo de asientos bajos, especialmente los de los coches. Estos deben ser de consistencia intermedia, ni demasiado duros ni demasiado mullidos, presentar una gran superficie de contacto con la espalda y relieves laterales que proporcionen un apoyo suplementario. La distancia asiento-pedal será regulable al objeto de que las piernas estén plegadas sobre los muslos de una forma natural en función de la estatura del sujeto y sin que el tronco se incline hacia delante.

Para terminar, es mejor desconfiar de los asientos bajos, aparentemente confortables y relajantes, pero en definitiva nefastos para la espalda.

## *¿Cuál es la posición ideal para leer sentado, en la cama, en una mesa?*

La posición ideal para leer responde a algunos imperativos ya señalados: la espalda debe estar vertical, encajada en el respaldo en su porción media, con las nalgas lo más hacia atrás posible. Deben evitarse los asientos mullidos y profundos.

En la cama, la lectura es una práctica poco cómoda, no aconsejable, aunque aparentemente resulte reposada. En parte puede no resultar demasiado mala si se sienta uno con las piernas estiradas. Sobre todo no es conveniente ponerse detrás demasiados almohadones.

La lectura en una mesa exige la adopción de una postura sentada ideal, es decir con la espalda derecha y pegada al respaldo, las nalgas hacia atrás y la altura de asiento y silla adaptadas a la estatura del lector.

## *¿Cómo llevar un objeto o levantar una carga sin riesgo de lumbago?*

Al agacharse hay que estar atento a las contracturas y tensiones musculares, que reflejan un esfuerzo mecánico suplementario ejercido sobre la columna. Así. al transportar un peso, hay que evitar inclinarse hacia delante con la espalda do-

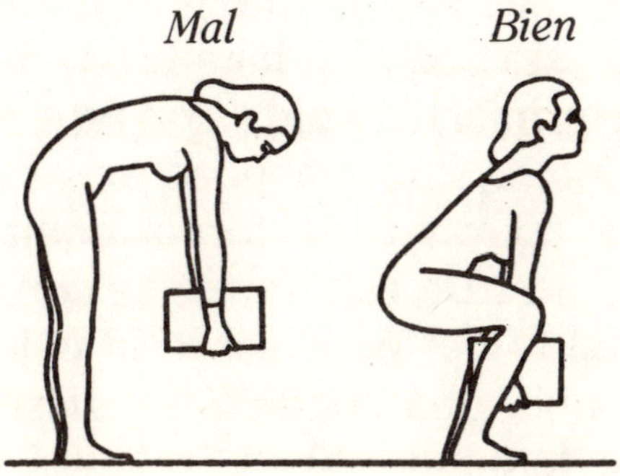


**CÓMO LEVANTAR UN PESO**

blada y las piernas estiradas. Lo ideal es agacharse con las piernas dobladas al máximo sobre los muslos y los muslos flexionados a 90° sobre la pelvis; la espalda debe permanecer en un plano vertical y ha de evitarse la flexión del tronco hacia delante.

Al levantarnos mantendremos la cabeza levantada: recuérdese la postura de quienes practican la halterofilia o levantamientos de pesos. Esta actitud es especialmente aconsejable si se trata de objetos pesados. Sólo de esta forma podrá evitarse un lumbago o una hernia discal.

## *¿Cómo podemos permanecer mucho tiempo de pie sin que sufra la espalda?*

La mayoría de la población activa trabaja de pie. Resulta evidente que esta posición, mantenida durante horas, es fatigosa y puede ser causa de dolor de espalda. Sin embargo existen maniobras y actitudes que, no sólo alivian la espalda, sino que además permiten disminuir el efecto nocivo de esta posición mantenida mucho tiempo.

Una primera medida consiste en no tener los pies juntos, sino un poco separados. Una solución es apoyarse de forma equitativa sobre las dos piernas. De esta forma se consigue el reparto equilibrado del peso sobre la columna vertebral. Por último, una condición indispensable es mantenerse derecho.

Pero resulta evidente que, incluso respetando estas tres condiciones, es natural que se acabe por estar cansado si se permanece mucho tiempo de pie. Por ello resulta aconsejable adoptar, además de las posiciones antes descritas, las siguientes posturas: de vez en cuando, apoyarse sobre una sola pierna, alternándolas, pero permaneciendo siempre derecho. Igualmente, sin mover los pies, se puede hacer una ligera rotación externa de las piernas y contraer los músculos de las nalgas.

La eficacia de estas maniobras será total si el medio de trabajo lo permite. Es indispensable que la altura del plano sobre el que se trabaja esté adaptada al trabajador (ver página 87) y que éste evite inclinarse, manteniéndose lo más cerca posible de la superficie de trabajo.

## *¿Son peligrosos para la espalda los tacones altos?*

No se puede responder taxativamente a esta pregunta: no todas las mujeres que llevan tacones altos sufren de la espalda. Es una cuestión a matizar. Sin embargo, una cosa es segura: llevar zapatos con un poco de tacón es siempre beneficioso. Una larga caminata descalzo puede hacer que nos resintamos, mientras que la misma distancia con zapatos adaptados puede resultar agradable de recorrer e incluso ser relajante.

Las mujeres que nunca han padecido de dolores de espalda deben estar sobreaviso, sin embargo, del efecto de los tacones sobre las curvaturas normales de la columna: éstas mostrarán tanta más tendencia a acentuarse cuanto más altos sean los tacones. Es probable que veinte años o más de marcha sobre tacones de aguja produzca inevitablemente modificaciones definitivas de las relaciones entre las vértebras.

El efecto de los tacones altos es doble: por un lado afectan a los pies, por otro, a la columna. Con los tacones, el peso del cuerpo recae no sobre todo el pie, ni sobre los talones especialmente, sino sobre la porción delantera del pie.

Este adelantamiento del centro de gravedad sobre el que se concentra el peso del cuerpo repercute en la columna en su conjunto. Columna y músculos deberán compensar el desequilibrio mediante la inflexión hacia atrás del tronco, de donde se sigue la modificación de las curvaturas normales del raquis.

¿Qué podemos aconsejar a las mujeres que sufren o han sufrido de la espalda? Adaptar la altura de los tacones a sus necesidades. Incluso la sobrecurvatura provocada por tacones de altura adecuada puede resultar beneficiosa y aliviar las dorsalgias.

Una vez determinada la altura adecuada, lo mejor es no dejarse llevar por las influencias de la moda, a menudo irracional.

## *¿Se fatiga la espalda al conducir?*

El gran número de adultos que sufren de la espalda obliga a preguntarse si no desempeñará el automóvil algún papel en esta patología. ¿Acaso resulta paradójico comprobar que el número de dorsalgias aumenta a la vez que mejoran el confort de los vehículos y las redes viarias? Si bien sería excesivo decir que conducir es bueno para la espalda, tampoco se debe hacer responsable al coche de todas las lumbalgias.

A menudo se trata de sujetos cuya columna vertebral ya era defectuosa y que, tras pasar muchas horas al volante, en una posición a veces incorrecta, ven aparecer o intensificarse sus dolores de espalda.

Ciertas reglas simples permiten disminuir la incidencia de estas dorsalgias.

– En primer lugar, hay que detenerse para estirar los músculos en el momento en que empiezan a aparecer los primeros dolores, aunque sean mínimos. Con frecuencia es suficiente hacer una breve parada cada dos horas, por ejemplo.

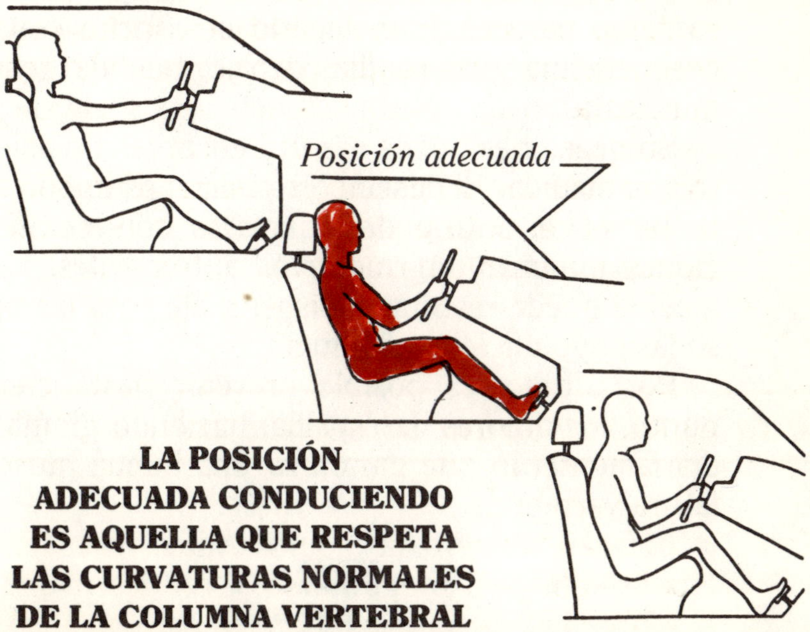


**LA POSICIÓN ADECUADA CONDUCIENDO ES AQUELLA QUE RESPETA LAS CURVATURAS NORMALES DE LA COLUMNA VERTEBRAL**

– Resulta primordial escoger un coche confortable: buenos amortiguadores y asientos bien adaptados a la morfología del conductor. ¿Qué pensar de ciertos coches que miden menos de tres metros, mientras el usuario mide 1,90 metros?

– Al volante hay que adoptar una posición *natural.* Los mecanismos para regular la posición e inclinación de los asientos, que la mayoría de los coches tienen en la actualidad, permiten encontrar esa postura. Dedicar algunos minutos, incluso media hora, a encontrar esa posición ideal cuando se compra un coche nuevo, puede ser una buena inversión de tiempo... Descubriremos entonces que la posición de los brazos extendidos, tan apreciada por los «jóvenes deportivos», no tiene nada que ver con la eficacia y la comodidad. Para convencerse basta observar la posición de los pilotos profesionales. De igual modo, la posición de ciertos conductores, en general maduros, que parecen ir moviendo el volante con la nariz encima y las rodillas debajo, también resulta nefasta.

En ocasiones puede ser útil encargar un asiento a la medida. El desembolso inicial es importante, pero el asiento podrá adaptarse, con modificaciones mínimas, en sucesivos automóviles. Esta medida puede resultar indispensable para las personas cuyo oficio es conducir.

Por último, es posible prevenir hasta cierto punto, los dolores de espalda, haciendo gimnasia diariamente, lo que garantiza una buena musculatura vertebral.

## *¿Cómo bajar del coche sin comprometer los riñones?*

Debemos apoyarnos sobre los músculos de los muslos, sin proyectar el tronco hacia delante. De este modo se evitará una tensión muscular suplementaria y dolorosa.

Esta es la forma de bajar del coche que recomendamos: sentado en el centro del asiento, girar lateralmente; después sacar del coche las dos piernas juntas; por último, apoyarse sobre los músculos de los muslos sin proyectar el tronco hacia delante.

Estas maniobras, en apariencia complejas, son las únicas que protegen la columna vertebral. Los «falsos movimientos» son consecuencia de los malos hábitos, cuya práctica permanente es una amenaza para la espalda.

## *¿Es prudente hacer esfuerzos físicos después de una jornada de trabajo en la oficina?*

Es evidente que durante las horas de oficina los músculos de la espalda se ven más o menos comprometidos, según el mobiliario utilizado y las condiciones generales de trabajo.

En cualquier caso, no es desaconsejable ni imprudente realizar un esfuerzo después de un trabajo sedentario: puede moverse un mueble, transportar un peso o trabajar en el jardín a condición de respetar las reglas de higiene recomendadas expresamente en las páginas 86 y 91.

## *¿Hay que protegerse de las corrientes de aire?*

Desde hace mucho tiempo se sabe que las corrientes de aire son nocivas para la salud. Esto sigue siendo válido en nuestros días. Como el cuerpo posee una temperatura propia constante, el exponerse a una corriente de aire provoca un enfriamiento bastante rápido: ahí está el origen de contracturas musculares que pueden ser dolorosas.

Se previenen cubriéndose cuando uno se encuentra en una corriente de aire que no puede evitarse. Las zonas más vulnerables son el cuello, los hombros y la espalda, especialmente si están al descubierto.

Por otro lado, en los países cálidos, el aire acondicionado es un buen invento, pero produce estragos cuando alcanza temperaturas nórdicas. Trabajar en una oficina demasiado refrigerada con un vestido ligero o una blusa escotada es, con toda probabilidad, condenarse a despertar al día siguiente con una ristra de dolores en la espalda. Un simple chal sobre los hombros basta para evitar estas contracturas musculares.

## *¿Hay que tomar calcio para tener los huesos más sólidos?*

El calcio hay que tomarlo cuando se necesita.

En condiciones normales, el organismo establece su propio equilibrio entre el aporte y la eliminación de calcio, sin intervención exterior. El aporte lo propociona una dieta equilibrada, a partir de los productos lácteos, sobre todo. El organismo retiene la cantidad de calcio que necesita y elimina el exceso. Señalemos que el calcio, absorbido a nivel intestinal, pasa rápidamente a la sangre para fijarse luego en el hueso; el sobrante de calcio se elimina por los riñones, en cantidad variable según el aporte. De lo anterior se deprende que todo aporte suplementario, especialmente en forma de medicamento, resulta simplemente inútil por cuanto va a ser eliminado por la orina. Sólo en una situación patológica, cuando el equilibrio está alterado, el organismo puede tener necesidad de calcio, y aun así no siempre.

El metabolismo del calcio está estrechamente relacionado con el del fósforo. Ambos dependen de varios reguladores, fundamentalmente los riñones, las paratiroides (cuatro pequeñas glándulas situadas en el cuello alrededor de la glándula tiroides) y el hueso. Por ello hay que ser prudente y no tomar calcio a la ligera, ya que la fragilidad del hueso puede estar asociada a una enfermedad renal (insuficiencia renal) o a una enfermedad de las paratiroides o del propio hueso. Únicamente mediante análisis de sangre se puede localizar el lugar exacto de la perturbación. Exámenes que pueden completarse con un estudio radiológico.

Como se ve, el metabolismo del calcio es muy complejo, y un aporte suplementario no contribuye en nada a consolidar el hueso. El tratamiento de una perturbación de dicho metabolismo debe abordarse tratando la causa.

## *¿Qué podemos hacer para mejorar el tono muscular?*

Antes de comenzar cualquier ejercicio para mejorar el tono muscular, hay que conocer primero las posiciones que relajan y aprender a mantener la columna vertebral en su posición ideal.

Existen tres posiciones básicas que relajan la espalda.

– Acostado sobre la espalda, con un cojín bajo la cabeza, con las piernas dobladas sobre los muslos, apoyados en un gran almohadón, y los muslos flexionados 90º sobre la pelvis.

– Siempre acostado sobre la espalda, los muslos más flexionados que en la primera posición.

– Por último, la denominada posición fetal, ya descrita.

El mantenimiento de la columna vertebral en una posición ideal se fundamenta en la posibilidad de bascular la pelvis hacia atrás. Ello se logra ya sea tumbado, ya sea de pie.

– Tumbado, la cabeza debe apoyarse sobre un cojín, las manos bajo las nalgas y las piernas flexionadas con los talones en el suelo.

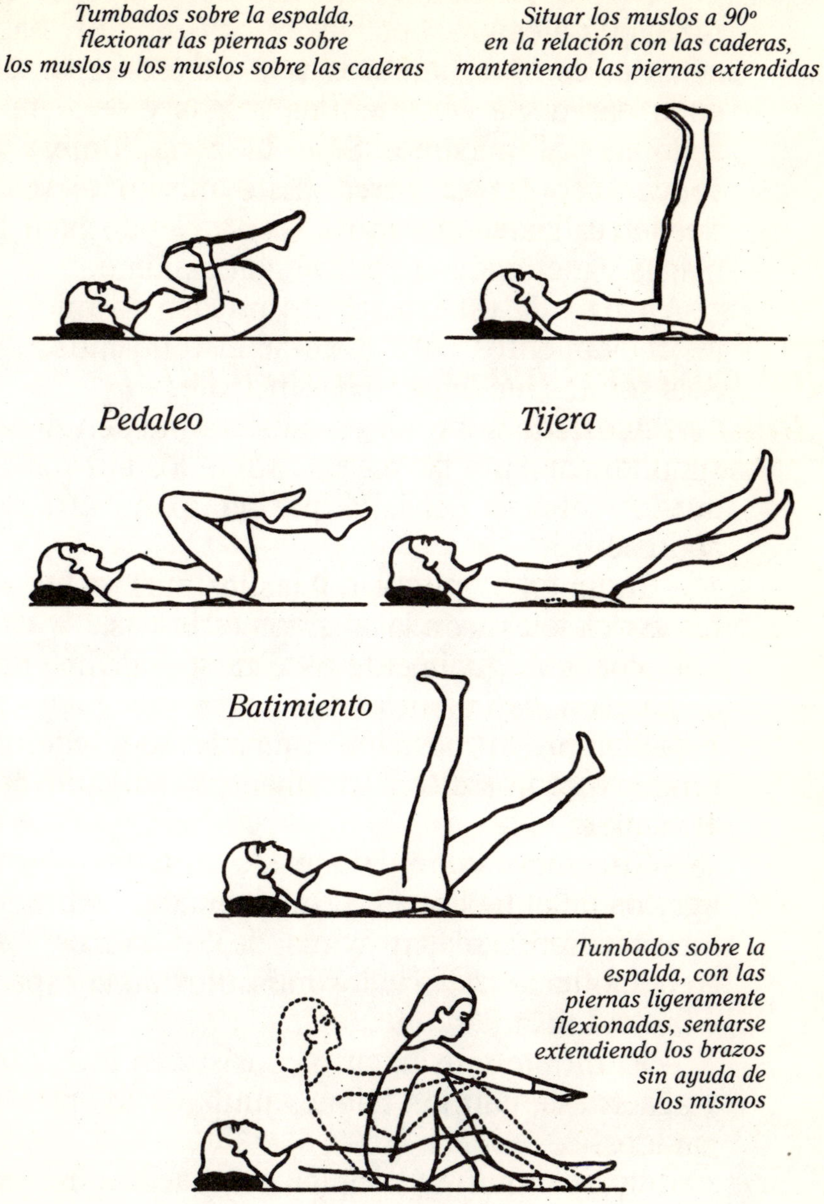


**MOVIMIENTOS EN EL SUELO PARA MEJORAR EL TONO MUSCULAR**

– De pie, puede uno servirse de un apoyo, una pared por ejemplo. Los pies se colocan muy hacia delante, con los hombros y la cabeza separados de la pared. Se contraen las nalgas y se mete el abdomen al máximo. Sólo la zona lumbar se apoyará contra la pared. Este mismo ejercicio puede realizarse sin apoyo, contrayendo bien las nalgas y metiendo el abdomen al máximo.

A partir de este momento pueden ya iniciarse los movimientos para mejorar el tono muscular. Seis son los movimientos principales.

– Acostado sobre la espalda, se pueden doblar simultáneamente las piernas sobre los muslos, los muslos sobre la pelvis al máximo, para retraer el abdomen.

– También se puede doblar los muslos 90º sobre las caderas, con las piernas estiradas.

– Pueden igualmente realizarse movimientos de pedaleo, batimiento o tijera.

– Siempre en posición tumbada, se puede uno sentar y estirar alternativamente, metiendo bien el vientre.

– Tumbado sobre la espalda, con las piernas ligeramente flexionadas, los brazos estirados, intentar sentarse sin ayuda de los brazos; este ejercicio hace trabajar los músculos de la espalda y los abdominales.

– El último movimiento consiste en levantarse y agacharse, con los talones juntos y los pies separados.

Una vez que se empieza a hacer gimnasia, debe perseverarse en ello, pues es una de las tres condiciones para que resulte efectiva: practicarla suavemente, de forma progresiva y, sobre todo, con constancia.

## *¿Qué deportes son recomendables para las espaldas débiles?*

Todo depende del nivel de deporte practicado, del tipo y del grado de fragilidad de la espalda, de la repercusión sobre el equilibrio psicológico de la ausencia de cualquier actividad deportiva. Por regla general, sólo deben evitarse los deportes violentos que provocan frecuentes caídas o grandes presiones sobre el raquis.

En cuanto al resto de los deportes, se toleran perfectamente los ejecutados con armonía y ligereza técnicas. De modo que se puede realizar cualquier deporte siempre que se haga con intensidad progresivamente creciente y sin espíritu de competición.

El problema del principiante es más delicado. Ante todo deberá ir adquiriendo un buen nivel técnico poco a poco.

Entre los deportes más recomendables cabe citar la natación, las caminatas, las carreras lentas y la bicicleta de paseo. También puede practicarse el esquí, cuando el nivel técnico lo permite y el entrenamiento de las piernas es adecuado. Lo mismo cabe decir del tenis, pero evitando los saques «de cañón»...

En resumen, salvo aquellos que fuerzan la columna vertebral de forma evidente, el ejercicio no sólo no está desaconsejado, sino que incluso es recomendable.

# ÍNDICE

# SUMARIO

## TRAUMATISMOS Y DOLORES DE ESPALDA

## EL DOLOR DE ESPALDA NO SIEMPRE LLEGA SOLO...



## CÓMO CURARSE

## CÓMO EVITAR EL DOLOR DE ESPALDA